環状島＝トラウマの地政学

宮地 尚子

みすず書房

環状島＝トラウマの地政学　目次

1

トラウマについて語ること——環状島というモデル

年月がたち、今日になってみれば、ラーゲルの歴史は、私もそうであったように、その地獄の底まで降りなかったものたちによってのみ書かれたと言えるだろう。地獄の底まで降りたものはそこから戻って来なかった。あるいは苦痛と周囲の無理解のために、その観察力はまったく麻痺していた。

（プリーモ・レーヴィ／竹山博英訳『溺れるものと救われるもの』朝日新聞社、二〇〇〇、一一ページ）

すべての加害者が要求することは、傍観者は何もしないでくれということだけだ。

（ジュディス・ハーマン『心的外傷と回復』みすず書房、一九九六、四ページ。訳はB・H・スタム編（小西聖子・金田ユリ子訳）『二次的外傷性ストレス』誠信書房、二〇〇三、二五四ページの中の引用を用いた。）

はじめに

本書でとりあつかうのは、トラウマについて語ることの可能性、そして語る者のポジショナリティの問題である。

戦争、原爆、ホロコースト、奴隷制度、植民地化、自然災害、犯罪、事件や事故、性暴力やドメスティック・バイオレンス、児童虐待……。トラウマをもたらす悲惨なできごとは、この地球上に絶え間なく起きてきた。多くの人が命を奪われ、多くの人が打ちのめされ、たとえ生き延びてもその圧倒する暴力的な記憶に言葉を喪うしかなかった。「筆舌に尽くしがたい」「言葉では表現のしようのない」トラウマティックなできごとは、しかしそれでも言語化されていった。多くの人がトラウマについて語ろうとしてきた。生き延びた当事者による証言はもちろんのこと、家族や遺族による証言、支援者による代弁、弁護士や医師などによる専門的意見、研究者やジャーナリストによる「客観的」な記述、そして一般の人々によるさまざまな噂や憶測。

本当は言葉にならないはずのトラウマを、伝達可能な言葉にすることの矛盾は、発話者をも聞く者をも揺らがせる。語られた内容の重みや信憑性が、発話者の立場や、そのできごとからの距離と結びつけて測られ、語る資格や権利が云々される。「なぜあなたが（もしくはこの私が）その問題について語ることができるのか?」「もっと悲惨な思いをした人はたくさんいるのではないか?」「もっと適切な証言者が他にいるのではないか?」「そんなひどい目にあったのなら、なぜそんな冷静に話ができるのか?」「何の資格があって、被害者の代わりに発言をするのか?」「実際に経験をしたわけでもないのに、何がわかるというのか?」……自問自答を含め、問いは限りなく生まれ、お互いの感情を揺さぶり、自身を責めさいなむ。

語れば語るほど「唇寒し」という思いに襲われる。周りからの批判が気になって、言葉を控える。批判を予測して防衛的になる。煩わしくなって支援活動から離れる。もっと気楽に扱えるトピックに研究テーマを替える。ストレスが少なくて、時間のかからない領域を自分の専門に選ぶ。そんなことがしばしば起きてしまう。あちこちで実際に起きている。けれどもそれは、トラウマそのものの忘却につながる。生き延びた者、語る能力をもつ者、支援者や関心をもつ者、研究者や専門家が口をつぐんでしまうということは、できごとが不可視化され、当事者の存在が沈黙の中に埋もれていく流れを加速化する。トラウマの記憶を社会から抹消してしまうことを容易にする。それではトラウマをもたらした者たち、そのトラウマをなかったことにしたい者たちの思うつぼである。

だからここで考えてみたい。トラウマについて語る声が、公的空間においてどのように立ち現れ、どのように扱われるのか。被害当事者、支援者、代弁者、家族や遺族、専門家、研究者、傍観者といった人たちはそれぞれどのような位置にあり、どのような関係にあるのか。感情を揺さぶる前述のような問いに、どのような答えが可能なのか。

それは、専門職者や専門制度、研究者や学術組織《アカデミズム》がトラウマにどのように関わりうるのか、トラウマをめぐる社会運動の中で当事者と非当事者がどのようにそれぞれの役割を果たしうるのか、という問いともつながってくる。もう少し広げれば、歴史認識はどうやって成立していくのか、そこでの「証言」の役割はどのようなものか、集合的記憶はどのように作られていくのか、民族主義やナショナリズムとどう関係していくのか、国際世論はどう形成されるのか、真実究明や正義の回復、紛争和解や平和構築といった動きをどのように可能にしていくのか、という問いにもつながっていくだろう。

語る者のポジショナリティ。ポジショナリティとは、立ち位置のことであり、きわめて空間的な用語である。トラウマについて語ろうとすることは空間に独特の地形をもたらす。本稿ではその地形を「環状島」（図1）と捉え、そこにある力動を描写してみたい。

もちろんここでの空間とは、隠喩的な意味での空間である。「環状島」も隠喩《メタファー》である。しかし、物理的な空間とまったく無縁なわけではない。ものごとから距離を取るというとき、それは、心的な距離を取ることによっても、人間関係を断ち切ることによっても可能になるが、物理的に離れることの効果は小さくない。後述するように、私が環状島というモデルを発想したベースには、広島や長崎における原爆被害の、爆心地を中心とした同心円の地図のイメージがある。

この「環状島」というモデルは、私自身のサバイバル・マップとして描かれはじめ、徐々に発展してきたものであり、現在もその機能を果たしつづけてくれている。私は、精神科医としてトラウマ被害者の回復支援にあたってきた。大学では「平和社会論」を教え、トラウマについての社会・文化的な研究をしている（宮地尚子『トラウマの医療人類学』みすず書房、二〇〇五参照）。

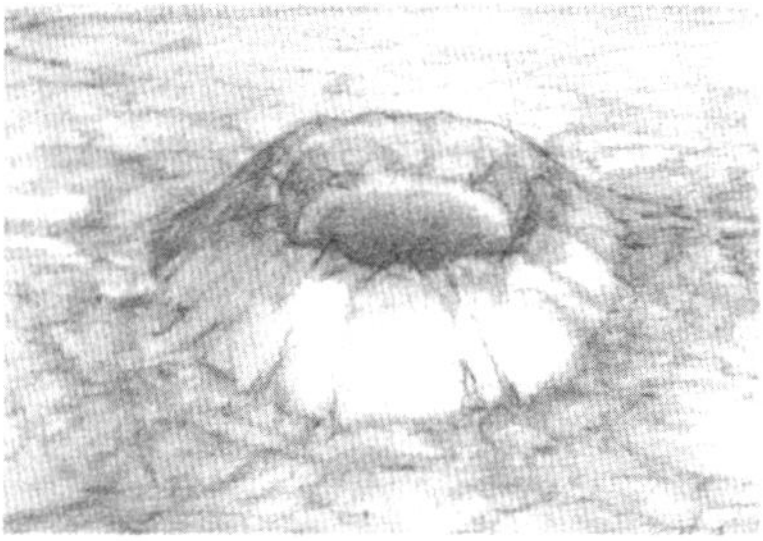

図1　環状島

治療者としてであろうと、支援者としてであろうと、研究者、教育者としてであろうと、トラウマ被害者に深く関わるのは、激しい感情をかき立てられることである。世の中にこんなひどいことがありえるのかと衝撃を受け、社会や人間が信じられなくなることもあれば、逆に被害者が嘘をついているのではないか、大げさに言っているのではないかと疑いたくなってしまうこともある。支援者として、救世主のような使命感を感じさせられるかと思えば、全くの無力感や絶望感にうちのめされることもある。人道的援助を行なう「素晴らしい人」として脚光を浴びるかと思えば、偽善者としてみられることもある。被害者をめぐって周囲の者が敵か味方かといったスプリット（分裂）を起こしたり、支援者仲間がいつの間にか去っていて、裏切られたような思いをすることもある。研究者としては、事実を明らかにするために、当事者やコミュニティがそっとしておきたいことを知らずに掘りおこしてしまうことがある。何気ない質問によって、かろうじて傷を覆い隠してきたかさぶたや薄皮を剥がしてしまって、当事者から激しい感情をぶつけられることもある。専門家としては、社会から被害者についての説明を求められると同時に、当事者でない者がどこまで正確な情報を伝えられるのか、当事者の代弁をできるのかという問いにさらされる。当事者をけしかける扇動者という疑惑の目を向けられることもあれば、腰が引けていると当事者から批判されることもある。

このように心の安定が奪われやすく、人間関係にも影響がおよぶ中で、燃え尽きず、身体を壊さず（残念ながら比喩でいっているのではない）、たんたんとトラウマ被害者と関わりつづけるのはたやすいことではない。これらの問いや批判にそれなりの答えをもたずに、次の世代の支援者や研究者を育てるのも不可能である。それを「サバイバル＝生き延びる」と呼ぶのは、大げさに聞こえるかもしれない。被害当事者の苦しみにくらべたら、甘っちょろいと言われるかもしれない。しかし、当事者とはちがって「逃げる」という選択肢がある分、支援者や研究者が関わりつづけること、つまり支援者や研究者としてサバイブしつづけることはより難しいとも言いうる。そして支援者の消滅は、しばしば当事者のサバイバルの可能性の消滅と直結する。そう、加害者が傍観者にのぞむのは、何もしないということだけなのだから。

発話者のいる島、環状島

本書で述べようとすることは、ある意味で単純である。それはトラウマが語られる、もしくは表象される空間は中空構造である、ということである。トラウマのまったただ中にいる者は声を出せないし、生き延びることのできなかった死者が証言することはできない。トラウマの核はブラックホールのようなものであり、誰もその中心にまで迫ることはできない。アレントはすでに「忘却の穴」という言葉を提出しているし（ハナ・アーレント／大久保和郎・大島かおり訳『全体主義の起原3　全体主義』みすず書房、一九八一）、スピヴァックは「サバルタンは語れるか？」という問いを反語的に放った（G・C・スピヴァク／上村忠男訳『サバルタンは語ることができるか』みすず書房、一九九八）。「忘却の穴」は確実にあるし、サバルタンは、少なくとも「あなた」の理解できる言語では語れない。

けれどもそのことを必ずしも否定的に捉える必要はない。そこに穴があるということ、近寄れないもの、理解できないものがあるということを知っておくことには、はかりしれない価値がある。見えないもの、聞こえないものがあることに気づけば、そこから逆に、たくさんのことが見え、聞こえてくる。トラウマをより深く肌で感じ、受けとめる手がかりがつかめる。

この中空構造をもう少し精密化・立体化したものが、「環状島」というモデルである。〈内海〉のある島である。ある特定のトラウマごとに、環状島は形成される。そのトラウマについて語ることができる者は、環状島の陸地のどこかに位置することになる。

環状島の見取り図を描いていこう。図2は側面図と平面図である。〈内海〉と〈外海〉があり、島には〈尾根〉があり〈内斜面〉〈外斜面〉がある。環状島の陸地は、平面図ではドーナツ状の地域となり、それは、原爆被害の同心円図において、被害には遭ったけれどもなんとか生き延びた人たち、後に証言が可能になった人たちの所在していた地域と重なる。もちろん現実にはそのときの風向きや諸処の要因で、被害の程度はきれいな同心円にはならなかったはずだし、同心円のもつ自然科学イデオロギーへの批判もすでになされてはいる（米山リサ「記憶の弁証法　広島」『思想』一九九六年八月号、五一二九ページ）。

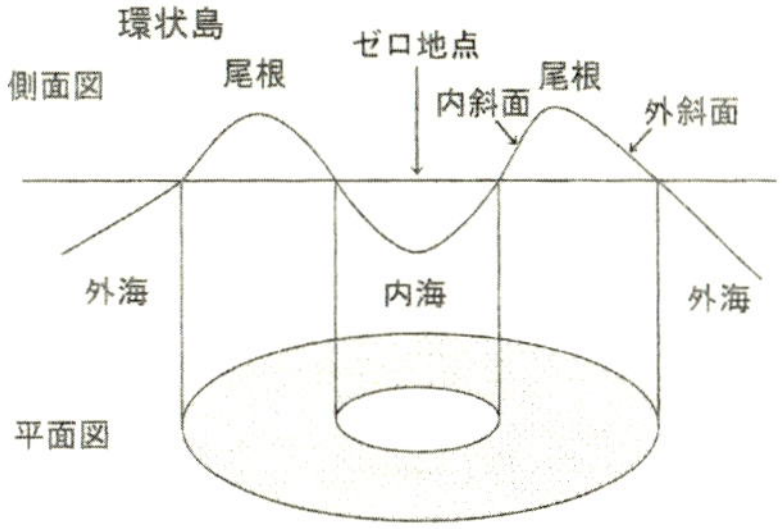

図2

環状島側面図（右半分）を詳しく示すと、図3のようになる。〈海抜〉にあたる縦軸は発話力である。横軸は〈内海〉の中心を〈ゼロ地点〉とし、トラウマ的できごとからの距離をあらわす。〈ゼロ地点〉とは、先ほどの原爆の同心円図でいうと爆心地である。[*] ちなみに爆心地を英語にするとグラウンド・ゼロである。グラウンド・ゼロとはニューヨークのワールドトレードセンターの跡地を示す固有名詞ではないし、けっしてそのような使い方をされるべきではない。

〈内海〉は死者、犠牲者の沈んだ領域である。〈ゼロ地点〉に近づくほど、死体の形さえ残らない。一瞬のうちに燃え尽きたり、木っ端みじんに吹き飛ばされてしまう。もしくは証拠が残らないよう、死体が処理されてしまっている。

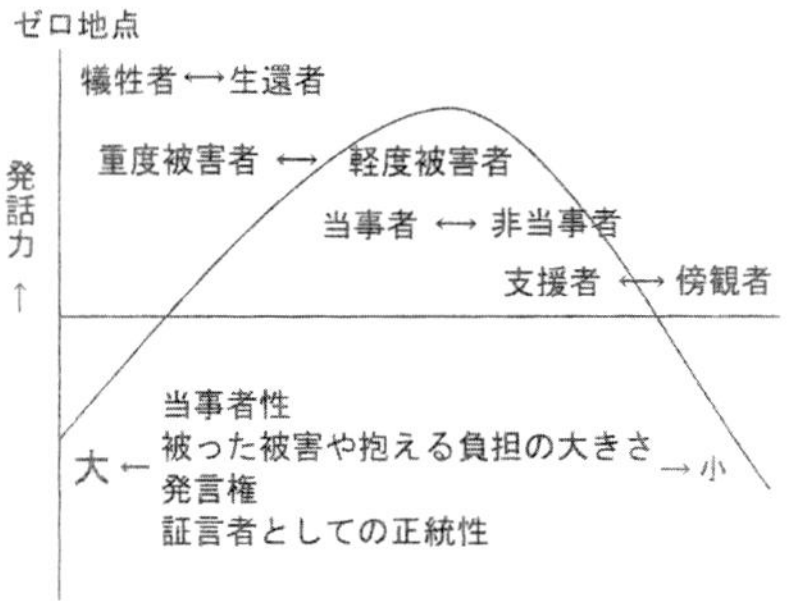

図3

中心部から外側に向かうにつれて、黒こげの死体、四肢の裂かれた死体、それから徐々に「普通」の死体となっていく。死者の外側には、かろうじて生き延びてはいるけれども、正気を失い、言葉を失った者たちがいる。奇声を発する者もいれば、押し黙ったままの者もいるだろう。震えの止まらない者、硬直しきった者もいるだろう。意味不明の言葉をつぶやいている者、言葉ではなくわけのわからない絵をかきなぐったり、音らしきものを奏でようとする者もいるかもしれない。髪を振り乱し、踊っ

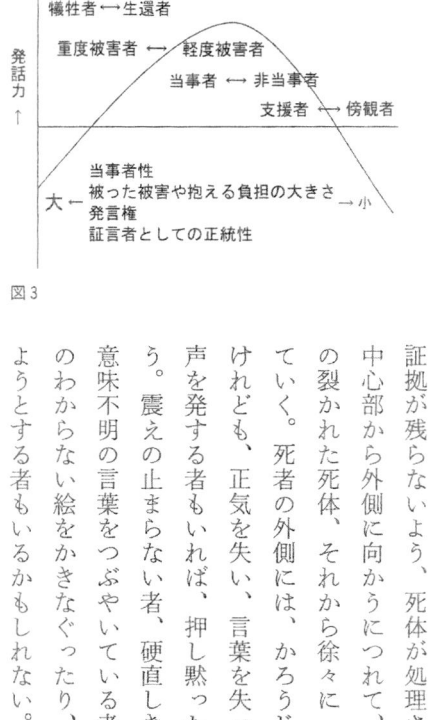

ている者もいるかもしれない。このあたりに〈波打ち際〉がある。そこから〈内斜面〉の陸地に上がると、言葉を発することができる者たちになっていく。〈斜面〉を上っていくにつれ、言葉は力を増し、雄弁さは〈尾根〉でピークに達する。

きれいに分けることは困難だが、当事者は〈尾根〉の内側、〈内斜面〉に位置し、非当事者は〈尾根〉より外側、〈外斜面〉に位置する、と大まかに考えてよい。当事者の中では、症状や被害、負担の重い人ほど内側に位置する。当事者ではないが支援者や関心をもつ者、わずかながらでもコミットしようとする者は〈外斜面〉に位置することになり、コミットメントの程度が強い者ほど〈尾根〉に近づく。関わっているうちに、非当事者にまで被害が及んだり、代理外傷（二次的外傷）を負うこともあるので、当事者性をおびるようになり、〈尾根〉より内側に行くこともある。〈外海〉は、そのトラウマの問題に関心をもたない人たちの領域である。〈外海〉の波打ち際には傍観者、その外にはまったく無関心な者、そしてその外にはまったくその問題について知らないでいる者がいる（「無知」については、イブ・K・セジウィック／外岡尚美訳『クローゼットの認識論——セクシュアリティの20世紀』青土社、一九九九における privilege of unknowing の議論が参考になる。宮地尚子「治療者のジェンダー・センシティビティ」『精神療法』三一巻二号、金剛出版、二〇〇五、四一—四七頁も参照のこと）。

家族や遺族、パートナーや親しい友人などの位置はなかなか定めがたい。とりあえずは

〈尾根〉付近に位置すると考えてよいと思うが、彼らが当事者とみなされるべきか、非当事者とみなされるべきかは、できごとの種類や性質によっても違うだろう。家族は基本的には非当事者であるが、その場から簡単に立ち去ったり、逃げだすことはできない。また間接的な被害や、代理外傷を受けるかもしれない。しかし一方で、関わり方によっては家族は当事者に対して加害的にもなりうる。環状島における家族の立ち位置を定めることの困難さは、おそらく現実を鋭敏に映し出している。臨床現場でみていても、家族の果たす役割には複雑なものがあるし、当事者と家族の距離のとり方も千差万別である。

ちなみに〈内海〉や〈波打ち際〉という水のイメージは、プリーモ・レーヴィの『溺れるものと救われるもの』から来ている。レーヴィのいう「灰色の領域」は、環状島の位置とほぼ重なっている。もちろん海はメタファーだから、そこにあるのは水でなくともよい。火の海でもかまわないし（阪神・淡路大震災直後の神戸市長田区の火事を私は思い浮かべる）、底なしの泥沼でも、血の池地獄でも、ブラックホールでもかまわない。トラウマ記憶の回帰について『埋葬と亡霊』（森茂起編『埋葬と亡霊　トラウマ概念の再吟味』人文書院、二〇〇五）といった表現が使われているように、海や水ではなく、深く埋もれる土でもかまわない。

円錐島との比較

環状島モデルを私が提出した理由やそれが示す意味は、円錐島モデルとの比較によって、かなり明確になるだろう。円錐島とは〈内海〉がなく中央が一番標高の高い島であり、環状島の図3に相当する側面図（右半分）を描くと、図4のようになる。つまり、中心部に近く、トラウマからの距離が短いほど、発話力が増すという捉え方である。

私たちはしばしば、暗黙の前提として、受けた被害が大きければ大きいほど、そのできごとについての発言権をその人はもち、実際に雄弁にその問題について語りうると考えている。発言権や、証言者としての正統性《レジティマシー》は、たしかに中心に近づくにつれて高まるかもしれない。けれども、実際には被害が大きすぎた人は死んでしまって、発言をする機会をもたない。また生き延びたとしても、発言するためにはある種の条件、能力や資源が必要となる。知的能力、コミュニケーション能力、論理性などは不可欠だろうし、聞き取る者と同じ言語で話す能力、識字能力も求められるかもしれない。説得性をもたせるには、演出力や社会的信用なども必要になるかもしれない。資源としてはまず、話したり、書こうとする気力、体力、発話を可能にする身体機能が必要である。時間的余裕も必要である。「誰かが聞いてくれるかもしれない」という他者への信頼感や希望、「自分が声を出してもいい」と思える最低限のセルフ・エスティームも欠かせない。話したり書くことへの慣れや癖、練習の機会、発話が望ましいとされる環境、少なくとも抑圧・禁止されないような環境も必要である。

このようにみていけば、中心から近い位置にいる者ほど逆に語ることが困難になるのは当然の理である。不思議でも何でもない。けれども現実には、中心に近い者ほど発言する権利がある、すべきである、できるはずである、しているに違いないという思いこみが、非常に強く人々の思考を縛っている。だからこそ、「犠牲者・死者の代わりに生き延びた者が語ってよいのか」とか「重度の障害を負った人をさしおいて、軽度の障害者が発言してよいのか」とか「当事者の声を非当事者が代弁してよいのか」といった批判・非難がなされ、さしせまった倫理的問いとして発話者にも厳しく迫ってくるのである。

ポスト・コロニアリズムは、発話者のポジショナリティを深く問う契機を促した。それは必要不可欠な問いであった。けれどもそこからは、本来目指す方向とは逆に、「当事者でなければ何もしゃべってはいけない」といっ

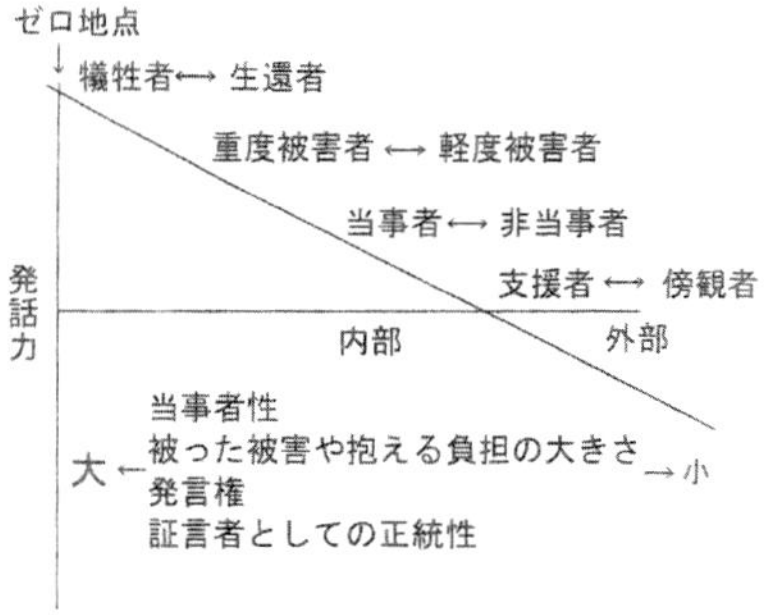

図4

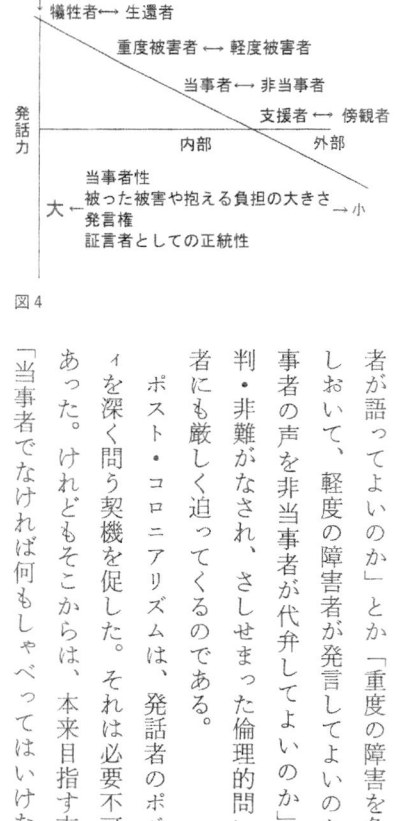

た浅薄な誤解も生みだされてしまっている。「代弁者が当事者の声を奪ってしまう」のは時に事実だが、そのために支援者や代弁者が簡単に萎縮し口をつぐんでしまったり、その場を立ち去って、結局傍観者になってしまうとしたら、それもまた別の形で当事者が声を発する機会を奪ってしまうことにつながりかねない。

それよりも中空構造を直視し、「この問題に巻き込まれながらも発言しない・できないでいる人たちがいるのではないか」「この問題はどのような広がりのどのような高さの環状島を形成しているのか」「この人は環状島のどこに位置して、どのような発言をしている（またはしていない）のか」「この人の発言は、環状島のどの範囲の人たちにあてはまる内容か」「この人は環状島の他の場所にいる人たちの存在に、どれくらい気づいているか」といった問いを立てることに、可能性が見いだせはしないだろうか。

「環状島」という地図をもつことで私が得てきたいくつかの気づきや指針を、あらかじめ書いておこう。

被った害の大きさと証言能力との間に直線的な図式は描けないが、ある種の規則性は見いだせること。あらゆる証言が代弁としての機能をもっている、つまり「すべての証言者は代弁者である」こと。ただ代弁であることはその証言の価値を下げないし、証言はそれ自体として尊重されるべきものであること。被害者の声が言葉になるかならないかという領域、つまり〈内海〉の〈波打ち際〉で起きていることが重要であり、支援のもつ意義の一つは、〈内海〉から証言者を〈陸地〉に引き上げることにあること。トラウマの核心に触れえず、その周りをまわるしかない、というジレンマは必然性をもつこと。非当事者にしかできないこと、非当事者だからこそできることがあること。核心の「ずっと手前」でたんたんと仕事をすることには大きな意義があること。〈内海〉や〈外海〉の〈水位〉は社会のあり方によって大きく変わり、〈水位〉が下がれば〈波打ち際〉は〈陸地〉となり、その問題について語ることのできる者が増えること。逆に〈水位〉が上がれば、発話者が減り、島全体が海に呑まれ、その問題は忘却に追いやられてしまうこと。

繰り返すが、「環状島」というモデルは、私が自分の巻き込まれた状況を整理するために、そして混乱の中から思考を進めるためにつくりあげた、頭の中の概念図である。実在するわけではないし、完成したものでもない。つじつまが合わないことは多々あるだろう。サバイバル・マップと言っても、この地図がすべての問題を解決してくれるわけでもない。ただ、「ないよりはずっとまし」な一つの道具にはなるかもしれない。私の予想のつかない使い方もありうるかもしれない。とりあえずは私の「思考実験」にしばらくつきあって、地図の使い勝手を試していただきたい。

＊　阪神・淡路大震災や解離性障害などに関わり、日本でトラウマケアの先駆者的役割を果たした故・安克昌は、トラウマが周囲にもたらす影響を「被爆」という言葉で表している。放射線被害は、見えないという点において、心の傷と重要な共通点をもつ。前掲スタム編著にみられるように、トラウマがもつ人を巻き込む力を「トラウマ細菌説」「伝染性」「疫病」といったメタファーで表現する人もいるが、細菌やウィルスを想定するこのメタファーより、直接性や距離感をもつ「被爆」というメタファーのほうが適切だと私は感じている。

2

〈内海〉に沈む被害者たち

心は本来、身体化されている。

思考はたいてい無意識のものである。

抽象的概念は大幅にメタファー的なものである。

これらは認知科学の三つの主要な発見である。理性のこれらのアスペクトに関する、二千年以上にわたる、先験的な哲学的憶測は終わった。これらの諸発見のゆえに、哲学は二度と再び同じであることはできない。

（G・レイコフ、M・ジョンソン／計見一雄訳『肉中の哲学』哲学書房、二〇〇四、一二頁）

犯罪被害のトラウマと法的救済

円錐島との比較から、環状島というメタファーによって私がどのような現象を示そうとしているのか、何を伝えようとしているのか、漠然とは伝わっただろうか。ここでは具体的な例を挙げ、環状島というメタファーの有用性について考えてみたい。

ＰＴＳＤ（心的外傷後ストレス障害）という疾患概念が日本で紹介され、精神保健の現場で使われるようになったのは、一九九五年の阪神・淡路大震災や地下鉄サリン事件がきっかけであった。そしてＰＴＳＤは、ある出来事とそれによって生じた症状という因果関係を内包した概念であるため、法的に加害者の罪や責任を追及したり、被害についての補償を要求・算定するためにも徐々に用いられるようになってきた。

けれども、犯罪被害によってもたらされたトラウマにたいする法的救済には、いくつもの困難がある。今まで使われていなかった疾患概念が、未消化のまま医療や法に導入されたことによる混乱もあれば、心の傷という見えないものをどう評価するのか、因果関係をどう証明するのか、といった問題点もある。しかし何よりも根本的な問題は、被害内容が重く、それによってもたらされた症状が重い人ほど、逆に法的な救済がされにくくなることがある、ということである。環状島の現象がここに明確な形をとってあらわれる。法のシステムに届くほどの声を発することができず、〈内海〉に沈む被害者たちが多くいるのである。

なぜなのか。その理由を挙げてみよう。

第一に、PTSD症状が重すぎれば、被害者は被害届を出したり、警察や検察からの事情聴取に何度も応じたり、法廷で証言に立ったりという裁判のプロセスに耐えられなくなる。PTSDの主症状には、些細なきっかけで事件の恐怖が生々しく甦ること（再体験症状）、そのために事件を思い出すような機会や状況を回避しようとすること（回避症状）がある。事件の説明や被害現場での検分など、捜査への協力のためには、これらの症状に打ち勝つ必要があるが、それはなまやさしいことではなく、症状の悪化にすぐつながる。また、PTSDには抑うつ症状が併存することが多く、その症状が重ければ、被害者は被害を訴える気力も奪われてしまう。

第二に、被害内容が重く、長期にわたる場合、被害者が被害を訴えても、捜査や法的過程において「なぜもっと早く助けを求めなかったのか」「なぜこんなひどいことになるまで、相手に従っていたのか」と、逆に被害者に対する疑問が呈されることがある。

第三に、被害者のフラッシュバックやパニック発作などの症状がひどい場合は、それらの症状が幻覚や妄想、錯乱状態と疑われて、警察や検察から被害者の信用性に疑問が呈されることがある。

第四に、被害者が裁判の過程を乗り越えるには、時間的余裕や経済的資源、支援者が必要となる。しかし、症状が重ければ重いほど、仕事ができなくなって収入が断たれたり、治療に時間やお金がかさんだり、対人的なつきあいが苦痛となって、こういった条件を得にくくなる。

こういった理由から、大変な被害を受け、重い精神症状を背負っても、刑事事件として告訴までいたらない、告訴しても起訴してもらえない、民事裁判を起こせないケースはたくさんある。この傾向は、性犯罪被害などの場合、さらに強くなる。性犯罪の多くは被害者が自ら訴えなければ捜査につながらない親告罪であること、社会から与えられる被害者へのスティグマが大きいこと、捜査や裁判の過程でセカンドレイプとも呼ぶべき、さらなる傷つきを受けやすいことなどのためである（宮地尚子「性暴力とPTSD」『ジュリスト』一二三七号、二〇〇三、一五六―一七三頁）。私は性暴力被害者を多く診てきたが、法的な手続きや公的な補償・謝罪などにつながったのはそのうちのごく一部にすぎない。大多数は、周囲に事件が知られることを怖れ、症状に苦悩し、のうのうと過ごしている加害者に理不尽な思いを抱きつつも、被害を防ぎきれなかった自分を責め、加害者に怯えつづけながら生きている。

このように臨床現場からみると、何の補償も受けず、加害者も何の処罰もされていないケースのほうが一般的であって、被害がきちんと認められ、救済されるというのは例外的である。にもかかわらず、PTSDの法的な取り扱いについて、「PTSDという診断が安易になされている」「PTSDが過大に評価され、法に混乱をもたらしている」「PTSDは目に見えないから、拡大解釈や過剰使用、詐病などによる悪用が可能で、実際にそのようなことが起きつつある」と警告を発する人たちもいる。

一度そのようなシンポジウムに居合わせたが、私自身は逆に、日本において犯罪被害者のPTSDはじゅうぶんに診断されておらず、法的にもじゅうぶん認められていないと考え、前述のような理由や、臨床での真実の認定と、法における真実の認定のギャップを挙げて、論考をまとめたことがある（宮地尚子「PTSD概念をどう法は受け止めるべきか?」『トラウマの医療人類学』みすず書房、二〇〇五所収）。今でもその論考は間違っていないとは思うが、環状島という、トラウマがもたらす地形をもとに説明したほうがおそらくわかりやすかっただろう。PTSDが過大に評価されているのか、それとも過小なのかという議論自体が、被害の重さと発言力を比例するものととらえる円錐島の地形をもとにしており、さらなる誤解をもたらすだけかもしれないからだ。

被害内容が重く、ＰＴＳＤ症状が重ければ重いほど、法的にもきちんと救済されるようにする、つまり環状島を円錐島に近づけようとする努力自体は望ましい。技術的に改善できる余地もまだまだあるだろう。富士山のように頂上近くまで高くそびえ、クレーターはあっても水はないような状況にまで至れば、ベストかもしれない。けれどそれは至難の業である。〈内海〉はけっしてなくならないし、〈内海〉を小さくすることには困難が伴う。

ＰＴＳＤを根拠に法的な補償がきちんと認められるには、先に述べたような条件をクリアしておく必要がある。被害が被害として認められやすいものであること、症状は軽すぎず、重すぎないこと、声を出すだけの体力や気力、自己価値感が残っていること、支援者がいること、時間や経済的資源があること、スティグマやセカンドレイプに悩まされない環境にあること。

ＰＴＳＤの拡大解釈や過剰使用を懸念する人たちが例に挙げる判例が、ＰＴＳＤとしてはそれほど重症でも典型的でもなく、「この程度の被害で」「この程度の症状で」と言いたくなるのは、だから偶然ではないのだ。

ただ、そういったことを強調すると、「ではＰＴＳＤだと自分で訴えている被害者は、本当はＰＴＳＤではないのではないか？」という疑問がもたらされることにもなる。じっさいに、トラウマを専門とする人が、「本当のＰＴＳＤの人は、自分がＰＴＳＤだなどと言って受診してきたりしません」と言うのを私も聞いたことがある（ただしこの発言はＰＴＳＤという診断名がまだ一般に知られていない時期のものであり、状況は大きく変わっている）。

では、被害を認めてもらえるくらい声を出せるということは、それほど被害はひどくなかった、最悪ではなかった、ととらえていいのだろうか？　そうではない。もちろん死んだ者や声を出せなくなるほどうちのめされてしまった者よりはましだったのかもしれない。けれども、だから軽いというわけではない。被害の内容がかなり重くても、条件が整っていなくても、かろうじて内斜面にしがみつき、声をあげる被害者はいる。ＰＴＳＤの症状が重くても、インターネットなどから情報を見つけ、正しく自己診断し、回復のために病院を受診する力をもった人もいる（例外的に雄弁な発話者の存在と条件については、第4章、特に七七頁以後を参照）。一方、法に訴えることを決心したものの、裁判が進む中でどんどん症状を悪化させてしまい、〈斜面〉を転がり落ちそうになって、闘いを中断せざるをえない人もいる。これ以上心や体がもたないと思って、不満足ながら示談に応じる人もいるだろう。最初は手伝ってくれていた支援者も「代理外傷」（支援者が被るトラウマのこと。「二次的外傷」という呼び方もあるが、被害者が事件後に更なる被害を受ける場合と混同されやすいので、「代理外傷（vicarious trauma）」という言葉をここでは用いることにする。B・H・スタム編／小西聖子・金田ユリ子訳『二次的外傷性ストレス』誠信書房、二〇〇三参照）を受けたり、被害者との間で感情の齟齬が起きて、支援の輪から脱落していくこともある。

環状島に働く力――〈重力〉と〈風〉

今語ることができている者も、いつ〈斜面〉を転がり落ちて、〈内海〉に引きずりこまれるかはわからない。沈黙させられ、海の藻屑となって忘却の彼方に追いやられるかわからない。それが環状島である。そんな環状島に働く力を、ここでは〈重力〉と〈風〉、という二つのメタファーに分けて考えてみたい。

〈重力〉とはトラウマがもつ持続的な影響力、被害を受けた個人にもたらされる長期的なトラウマ反応や症状そのものである。PTSDの主症状とされるトラウマ記憶の侵入（再体験）症状、回避や麻痺症状、過覚醒症状。それらにともなう心身の疲労、身体の不調、身体疾患への罹患。解離症状や無意識の再演行動。被害者に埋め込まれる自己価値感の低下や自責の念、それらから逃れるための嗜癖行為、自傷行為や自殺企図（ベセル・A・

ヴァン・デア・コルク他編／西澤哲監訳『トラウマティック・ストレス』誠信書房、二〇〇一）。さらには混乱、錯乱、狂気。いずれにせよ悪化すればその先は沈黙、そして死である。被害者は〈内斜面〉をよじ登って外側に向かおうとするが、消耗した体力をますます消耗するだけで、そこから逃れようはない。

〈外斜面〉にいる者にも〈重力〉は働く。トラウマを受けた人と接し、トラウマについて深く考えることは、似たような症状（代理外傷）をもたらす。これらの症状は不快であり、苦痛であり、後をひく。まだ軽いうちにさっさと逃げ出すか、さもなければ被害者と同じくらい傷つき、〈尾根〉を越えて〈内斜面〉にさまよい込んでしまうことになりかねない。

一方、〈風〉とは、トラウマを受けた人と周囲との間でまきおこる対人関係の混乱や葛藤などの力動のことである。環状島の上空にはいつも強い〈風〉が吹き荒れている。内向きの〈風〉と外向きの〈風〉が吹き乱れ合い、〈内斜面〉も〈外斜面〉も同じ場所に留まりつづけるのはたやすくない。

〈風〉にはたとえば被害者同士の間の、障害や症状やトラウマの「重さ比べ」がある。自分より内側からは、自分より苦しそうなうめき声が聞こえてくる。「助けて」という声にならない叫びが聞こえてくる。けれども、〈内斜面〉の当事者はたいていみんな、自分のことで精一杯である。へたに関わると自分の体験も生々しく蘇り、バランスを崩して、今いる場所から〈内海〉に向かって転げ落ちかねないので聞こえないふりをするかもしれない。逆に、より内側を見て、自分はあの人ほどひどくはないからと、自分の被害者性や当事者性を否認する人もいるだろう。一方、自分よりも被害や症状が軽い人に対しては、羨望や怒りを感じるかもしれない。社会から被害者として認められている人と自分の被害を比べて、理不尽さを感じるかもしれない。

ちなみに、自分より被害や症状が重く、生き延びることができなかったり殺されてしまった者たちへのサバイバー・ギルト（生存者罪悪感）は、対人関係という意味では〈風〉に分類できるが、相手はすでにそこに存在しないこと、および、被害者個人の心に刻み込まれる深さを考えると、対人レベルを超えたトラウマの普遍的反応であり、〈重力〉ととらえたほうがいいようにも思う。いっそのこと、〈風〉とも〈重力〉とも別の、中心のブラックホールに向かう求心力、というメタファーを用いたほうがふさわしいのかもしれない。

被害者と支援者の間には、転移や逆転移という強い〈風〉が起こる。日常の対人関係においても転移・逆転移はつねに起きうるものだが、トラウマが関わっている場合、それらは非常に激しくなり、安定した対人関係を保つこと自体が困難になりうる。たとえば、被害者は外側の人に対して不信感をもつと同時に、近寄ってきてほしい、助けてほしいという切実な思いをもつ。そういったアンビバレンスから、相手を試すという行為にでることもある。逃げたくても逃げられない自分と、その場から去ろうと思えば去ることが可能な支援者。裏切られる恐怖の裏返しとして、「当事者でもないくせに」「わかっていないくせに」とわざと悪態をついて、反応を見ることもある。いったん信じられると思えば、理想化したり、依存してしまいがちになる。けれども少し想定外の行動をとられただけで、裏切られたように感じ、深く傷ついてしまいやすい。

一方、支援者は、〈内斜面〉からの声を耳にして、興味や好奇心、共感や同情、責任感などをもち、被害者に近づいていく。良心的であろうとすればするほど、被害者の感情の波に振り回されたり、距離を失ってしまうかもしれない。被害者に同一化してしまったり、自分の未解決の問題や過去の人間関係を被害者に投影させたり、自己の不全感を満たそうと被害者を支配しようとすることもある。被害者との関係に疲れて遠ざかりたくなってしまったり、被害者の回復の道のりの長さに「共感疲労」(compassion fatigue)が起きたり、燃え尽きてしまうこともある。虐待被害者の精神分析的治療の中で、クライアントと治療者が「被害者と加害者」「被害者と救済者」「加害者と被害者」「被害者と傍観者」といった虐待的関係性を気づかずに再演してしまうということが指摘されている(J.M. Davies &

M.G. Frawley, *Treating the Adult Survivor of Childhood Sexual Abuse*, Basic Books 1994, リチャード・B・ガートナー／宮地尚子ほか訳『少年への性的虐待――男性被害者の心的外傷と精神分析治療』作品社、二〇〇五)。この指摘は、私も臨床をしていて思い当たるところが多く、そういう関係性を演じずにすむようになること自体が、治療の進展であるように思う。

支援者同士の間では「共感競争」、つまり誰が被害者をいちばん理解しているかという心理的競争が起きることがある。一方、治療チームが被害者に対して同情的なグループと批判的なグループに二分化してしまうような「スプリッティング」(分裂)現象が起こることもある。

被害者に対しては、外からの疑いの視線もある。語る権利があるかないか、真実を語っているのかどうか、詐病などによって補償を得ようとしているのではないかといった傍観者による疑いの視線である。同様の傍観者の視線は支援者に対しても降り注ぐ。「被害者を扇動している」「被害者を操って自分の社会運動に利用している偽善者にすぎない」といった「偽善者非難」がそこでは起きやすい。

以上のように、環状島はつねに強い〈風〉に晒されている。〈内斜面〉に位置する被害者同士、〈外斜面〉に位置する支援者同士、被害者と支援者、被害者と傍観者、支援者と傍観者といったどんな組み合わせの対人関係にも〈風〉は吹きつける。

環状島の特徴——〈水位〉

〈重力〉と〈風〉に加えて、もう一つ環状島の上に立ちつづけられるかどうかを左右するものに〈水位〉がある。これは、トラウマに対する社会の否認や無理解の程度を意味する。被害者が声をあげやすく、責められたり疑われたりせず耳を傾けてもらえる、きちんと受けとめてもらったり支援してもらえる場合は、〈水位〉が低いといえる。〈水位〉が低ければ、〈内海〉は狭くなるし、〈斜面〉の裾野も広くなる。

〈水位〉に影響するのは、社会のエトス、周りの人たちの感受能力、応答能力である。人生にはいつどんな不幸や災厄が襲いかかるかわからないという認識や、人は誰も災厄に深く傷つくものだという理解が共有されている社会、他者の痛みへの感受性や優しさに高い価値がおかれている社会であれば、〈水位〉は低くなるだろう。ジェンダーや民族、階級などに関する平等思想も〈水位〉を下げるだろう。逆に、競争が重視され、弱肉強食や「自己責任」の思想が強い社会、残虐さに人々が慣れている社会、人を序列化し、階層化する社会であれば、〈水位〉は上がってしまうだろう。

文化の豊かさも〈水位〉に作用する。論理的な言語だけでなく、断片的な叫びや詩的な表現を受けとめる能力。言語だけでなく踊りや歌や絵画など芸術による表現の伝統。表現されたものだけでなく、沈黙や不在からも意味を見いだす感受性の尊重や儀式の存在、見えているものだけがすべてではないという世界観などは、〈内海〉の〈波打ち際〉における声を聞き分けるためにも不可欠なものであり、〈水位〉を下げることにつながる。

〈水位〉は専門領域などによっても変わる。たとえば、心理臨床と法では〈水位〉がまったく違う。心理臨床では、プライバシーの守られた部屋で、つぶやきやうめき声とともに被害をうち明け、それを受け入れてもらうことができるかもしれない。しかし、法の現場では、被害者は公的な場に出て、疑り深い人たちも納得するよう理性的な言葉で話すことを求められ、物的もしくは客観的証拠を呈示することを求められる。前述のPTSDが法にもたらした混乱は、こういった領域間の〈水位〉の差からくるところも多いといえよう。

テクノロジーやメディアも〈水位〉に影響する。たとえば、コンピュータや通信技術の発達は、身体障害者が情報にアクセスしたり、仲間と出会ったり、自分の意見を発信しやすくなるといった形で、〈水位〉を下げるのに役立ってきた。「障害学」の誕生も、テクノロジー抜きには語れないだろう。しかし、テクノロジーにアクセスできない者、ついていけない者は当然そこから排除される。その人たちにとっては〈水位〉が上がるわけである。

また現代テクノロジーの視聴覚への偏重は、触覚、嗅覚、味覚などへの感受性、見えないもの聞こえないものへの感受性の鈍麻につながる。また、メディアによって繰り返し報道・流通がなされる事件については〈水位〉が下がるが、録画や録音が不可能であったり、ビジュアルに訴えかけるものがない事件は報道されにくく、〈水位〉が上がって、被害者の声は誰にも届かないまま消されていくだろう。

社会運動と環状島

〈重力〉に抗し、〈風〉に抗し、〈水位〉を下げる。マイノリティの権利運動や、被害者・弱者のための社会運動の意義も、環状島のメタファーによって整理できそうだ。運動においていちばん重要なことは、〈重力〉や〈風〉といった内向き外向きの力に抗して、当事者や非当事者が島の上に立ちつづけ、発言しつづけることである。そして、そういう人たちを増やすことである。

発言しつづけるためには、〈重力〉や〈風〉に抗してその場所に踏ん張りつづける「タフさ」がいる。他者からの批判や自己批判にとらわれすぎたり、自滅したりしない「いいかげんさ」も必要かもしれない（宮地尚子「難民を救えるか」『トラウマの医療人類学』所収）。何よりも〈重力〉の苛烈さを認識しておくこと、〈風〉の複雑な動きを察知しておくことは、「転落」の予防になる。トラウマをめぐるエモーショナル・リテラシーとでもいおうか。

声をあげられなかった人たちが声をあげられるようになるには、いろんなプロセスが考えられる。軽いノリのイベントで社会全体の問題関心を高めたり、文化的な活動の中で当事者が発話や表現できる場を開拓するといったことは、〈水位〉を下げ、〈斜面〉の裾野を広げ、〈尾根〉や島全体を高くするのに役立つだろう。

〈内海〉に引き込まれかけた「病者」や「狂者」をトラウマ治療によって〈波打ち際〉

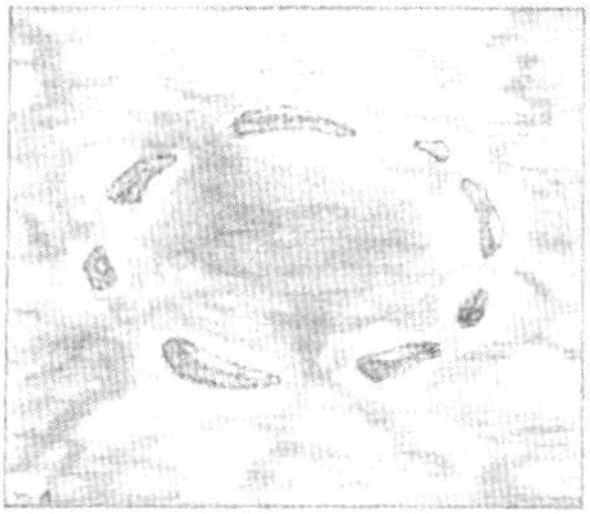

図5

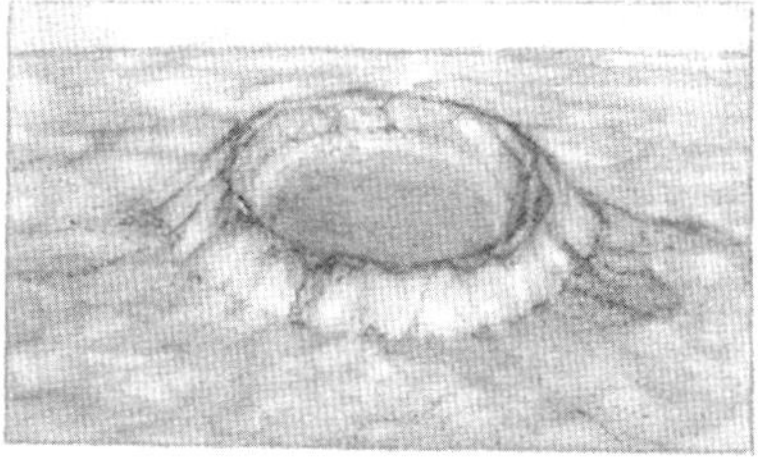

図6

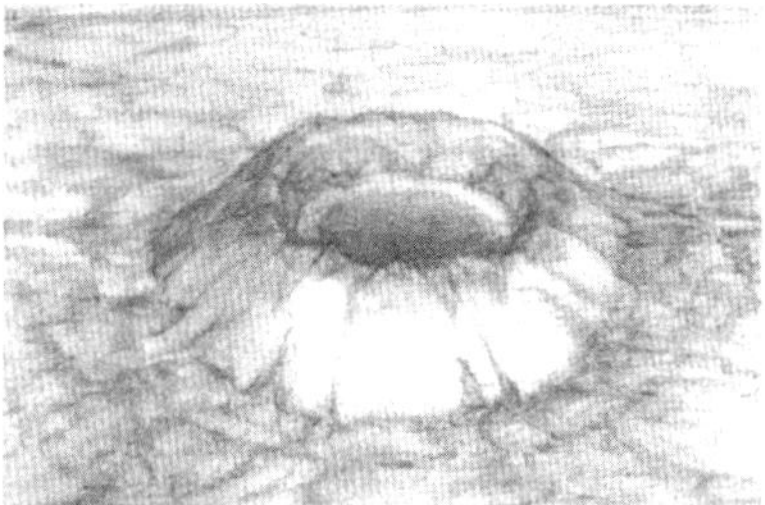

図7

から引き上げ、理解不可能なつぶやきを了解可能な言葉に翻訳していくことも重要だし、〈内海〉に耳を澄ませ、声なき声から言葉を聞き取ること、つまり死者との対話や弔いも貴重な営みである。

運動開始のプロセスも、環状島に即して考えることができるかもしれない。今まで何もなかった海に、とても小さな礁が見えてくる。〈水位〉が少し下がると、そんな礁がいくつか浮かび上がる。もっと〈水位〉が下がると、それらが環状を成していることがわかる。環礁である（図5）。やがて、礁と礁の間がつながっていく。細い環だが、環状島の誕生である（図6）。そしてもっと〈水位〉が下がれば、しっかりと広い大地をもつ環状島になっていく（図7）。

ある現象が社会的問題として可視化されていくことをイシュー化というが、これは、イシュー化の描写そのものである。

たとえば、元従軍「慰安婦」のある一人が声を挙げた。それまでにも声を挙げた人はいたかもしれないが、波にかき消されてしまっていた。他の大多数は殺されるか、身体を壊して早死にするか、自分のことを恥だと思いこまされ孤立させられ、声さえ出せなかった。性差別の問題や女性の人権の問題が認識されるようになった社会の変化のせいもあってか、〈水位〉が少し下がって、そのかすかな声が聞きとられた。〈波〉にかき消されなかったのだ。そして「自分も同じだ」と声を挙げる人たちが何人も出てきた。それに呼応するかのように、支援する人たちが増えてきた。インターネットなどのテクノロジーのおかげで、国際的な支援の輪が広がった。こうして〈水位〉がもっと下がり、元従軍「慰安婦」問題をめぐる環状島は大きな姿を現した。

セクシュアル・ハラスメントやドメスティック・バイオレンスのイシュー化も同様である。最初は、被害者はそんな目に遭っているのは自分だけだ、自分が悪いのだと思いこまされ孤立している。けれどもどこかで、「そうではない」と抵抗の声を挙げる人が出てくる。最初に声を挙げた人は攻撃に晒され、ふたたび海に沈められるかもしれない。それでも、声を挙げる人がぽつぽつ出てきて、やがてお互いの存在に気づきはじめる。「セクハラ」「DV」といった問題への「名づけ」が行なわれることで、お互いがつながる術《すべ》も生まれる。裁判に訴えたり、手記を出す人、裁判支援グループや自助グループ、シェルター活動も出てくる。もう立派な環状島である。

けれども油断をしたら、いつでも〈水位〉は上がる。〈重力〉や〈風〉にあおられて、内側の人が〈内海〉に、外側の人が〈外海〉に放り出され、島の上に立つ人間がいなくなれば、それは加害者の勝利である。すべてが沈黙させられ、忘却されてしまえば、「完全犯罪」となる。環状島の上に立つ被害者や支援者を分断し、孤立化させ、消耗戦にもちこみ、 息の根を挙げるのを待ちかまえる動きも、 確実に存在する。

3

環状島の生成過程——セクシュアル・ハラスメント裁判から 1

息をつまらせて、私たちは暗闇を吐きだす
私たち自身の影と戦いながら
沈黙が私たちを埋葬する

（グロリア・アンサルドゥーア／管啓次郎訳「野生の舌を飼い馴らすには」、今福龍太・沼野充義・四方田犬彦編『旅のはざま』所収、岩波書店、一九九六、一九〇頁）

日本初のセクシュアル・ハラスメント裁判

環状島の生成過程と、そこに働く諸力――〈重力〉〈風〉〈水位〉――について考えてみる上で、非常に興味深い書がある。『さらば、原告A子――福岡セクシュアル・ハラスメント裁判手記』（晴野まゆみ著、海鳥社、二〇〇一）である。この本は一九八九年に日本で初めてのセクシュアル・ハラスメント裁判を起こした原告・晴野まゆみが、一九九二年の裁判勝訴後、十年目にして出版したものである。

自分のセクシュアル・ハラスメント被害を法的な場で訴え、全面勝訴し、雑誌に手記を書き、事件と裁判経過の全容を描く本書を出版した晴野は、きわめて雄弁な発話者といえる。セクシュアル・ハラスメント被害をめぐって環状島を思い描けば、彼女はその〈尾根〉近くに位置するといってもいいだろう。

けれども、その環状島は、最初から存在したわけではないし、彼女がずっと〈尾根〉近くに位置しつづけたわけでもない。彼女が声をあげたことがきっかけになって、他の被害体験者も姿を見せはじめ、支援者が集まることで、徐々に環状島が作り上げられていった。けれども裁判の過程で、彼女は何度も〈内斜面〉を転がって、〈内海〉にひきずりこまれそうになる。裁判後は、自殺さえ考えるようになる。そこには被告側の言動も関与しているが、むしろ味方の弁護士や支援者との間で起きたさまざまな齟齬と傷つきのほうが深く作用したように描かれている。そういった一連の流れや動きに、環状島特有の地勢が鮮やかに顕れていると私には思える。

被害の経過

まず、時間の流れに沿って被害の経過をみておこう。

晴野は、二十代後半より勤務する編集プロダクション入社後半年頃より、上司である編集長から悪質な性的中傷を受けはじめる。「夜遊びが盛ん」「結婚もせず男遊びか」といわれ、取引先や周囲の人間、バイトの学生にも「男出入りが激しい」といった噂を流されつづける。卵巣腫瘍の手術のときには、「男遊びが激しくて、婦人病にかかった」と吹聴される。なんとかそれらをやりすごし、仕事をこなすことで見返そうと晴野は熱心に働きつづけた。けれども、いい加減な仕事ぶりの編集長の穴を埋めれば埋めるほど、彼女の能力に脅威を感じる編集長からの嫌がらせは増していく。「誰それと不倫している」「男関係にだらしのない女だ」「男に貢いでもらって遊んでいる」と、虚偽の男女関係の噂を繰り返し流される。

やがて編集長は、晴野の不倫の事実をネタに、「不倫した女なんか会社にいては迷惑だ。それともみんなに知られたいか」と辞職を迫るようになる。親会社から派遣された専務に相談しても、「情けない奴だが、わしはあいつを一人前の男にしてやらねばならん」と、編集長の味方に立たれてしまう。親会社の支社長には「君も大変だが、ここは笑ってすませなさい。大人の女なんだから、笑ってやり過ごしなさい」と言われる。職場の雰囲気は悪化し、あげくに、専務から「ケンカ両成敗」だとして「明日から来るな。クビだ」と通告される。「ケンカ両成敗」のはずが、編集長は三日の自宅謹慎処分だけ。「女性は仕事を辞めても結婚がある。男はそうはいかない。君は優秀だ。しかし、男を立てることを知らん。次の就職先では男を立てることを覚えなさい」というのがその理由であった。二年半の勤務だった。

高い〈水位〉

晴野は解雇に納得がいかず、労働基準監督局に出向いたり、民事調停に持ち込んだりするが見通しは開けない。彼女は声を挙げようとする。けれどその声は簡単にかき消されそうになる。〈水位〉は非常に高い。再就職の妨げにならないようにとの勧めで、自己都合退職に書類上してしまったため、不当解雇の申し立てはできないと知らされる。調停では六十代後半位の男女二人の調停員から、「若くて美人のあなたなら浮いた噂を流されても仕方ない、嬉しいこと」と言われ、「男遊びをしていると言われただの何だので、上司を訴えるなんてバカげている」と、調停不成立にされてしまう。それなら名誉毀損で民事裁判を起こそうと、女性弁護士を紹介してもらう。証言を集めるなか、自分の知らないところでどんなひどい中傷がされていたかを改めて知り、愕然とする。けれども、裁判をするというと証人を引き受けてくれる人は少ない。在職中、親身に悩みを聞いてもらっていた女性には「裁判なんて恐ろしい。ご免被るわ」と言われ、電話さえ途絶えてしまう。結局、弁護士から「もっと多くの証言や中傷ビラなどの物証がなくては、裁判提訴も困難」と言われる。

調停委員が代表する「社会通念」や「一般的良識」。働く女性の権利への認識の低さ。

裁判という非日常的な世界での証言への抵抗や恐怖感。法のハードルの高さ。セクシュアル・ハラスメントという概念もまだ日本では知られていないのが、一九八八年当時の状況だった。

環の形成

けれども晴野は諦めなかった。あるとき新聞で、女性のための法律事務所が開設されたことを知り、そこを訪ねる。こうして、ようやく「女性への労働差別行為」として提訴の道が開ける。そこからの流れは、環状島が形成されていく初期の状況を示していて興味深い。

晴野は弁護士から、支援者を集めること、そのためにフェミニストのグループにコンタクトをとることを勧められる。自分だけの問題ではなく女性すべての普遍的な問題だという認識を浮き上がらせるのだ。晴野は、女性が職場で受ける性的中傷や性的差別の実情とそれに対する気持ちを尋ねるアンケート調査を行なう。戻ってきた四〇枚ほどの用紙にはいずれも、「上司からよくさわられる」といった不愉快な体験が書かれていて、自分が受けた被害は個人的な問題ではないという認識が深まる。女性記者の勧めで新聞の女性専用投稿欄に被害のことを書けば、五〇数通の手紙が反響として返ってくる。自ら裁判に訴えるわけではないが〈内斜面〉で言語化をはじめる被害者や、〈外斜面〉で応援しようとする人たちが出現したわけである。

やがて晴野は、女性月刊誌の見出し広告で、セクシュアル・ハラスメント、性的嫌がらせという言葉を見つけ、アメリカなどではすでに裁判例があることを知る。セクシュアル・ハラスメントは古くて新しい問題だという気づきが生まれ、いわゆる「旦那のお手つき」など、永い世代にわたって性の被害に喘いできた女性たちにも思いを馳せていく。これは環ができてきたことによって、声を挙げられないまま〈内海〉に沈められた人たちの存在を認識することともいえよう。

興味深いのは、女性史の本で見つけた坂井フタという歴史上の人物を、晴野が裁判中ずっと心の支えとしたということである。坂井は函館遊郭の遊女で、一九〇〇年、函館地裁で初の「遊女の自由廃業権」を訴え、一度は敗訴したが大審院（後の最高裁）に控訴し、勝利判決を得た人物である。遊女たちは当時、金銭で身を売られ縛られ、自分の意思による廃業を認められていなかった。坂井が「遊女は家畜にあらず」と訴えた裁判は全国に知れ渡り、遊女たちの間で瞬く間に自由廃業を求める声が広がる。しかし、彼女の後に続いた遊女たちの多くは、置屋からリンチを受けて廃業を諦めさせられる。

「私は一人の遊女が弁護士に宛てて書いた裁判取り下げ願いを読んで目頭が熱くなった。多分教育を受ける機会もなかった遊女が、たどたどしい文字と文章で弁護士に詫び、この身が辛くて仕方ないので訴えを取り下げてほしいと懇願していた。その無念を思うと哀れだった。

同時に坂井フタさんの決意に頭が下がった。私も彼女を見習おう。どんなことがあっても初志を貫こう。だからこそ最後まで闘うために弱気になったりはしない。そう決めていたのだ。」（八九頁）

晴野にとって坂井は、環状島の上で声を挙げる仲間であり、〈重力〉に負け、〈内海〉に沈んでいきそうな自分を〈陸地〉につなぎ止めるための灯台のような存在であったのだろう。遊女でありながら法的権利を主張した坂井の存在は、性的な色づけをどれほどされても、そのスティグマを内在化して自壊していかないための、そして「性の二重基準」が女性の声を抑え込むからくりをしっかりとみすえるための、重要なロールモデルでもあっただろう。また、取り下げ願いへの思いは、個人では抗いきれない〈高波〉が襲いうる社会状況への冷めた認識とともに、闘う人だけでなく、〈波〉に呑まれ、闘えず〈内海〉に沈められた人ともつながっているという感覚を示しているのだと思う。晴野は裁判終結後、裁判を起こさなかったために勇気がないと切り捨てられた被害者の存在を知って衝撃を受け、自分が裁判を起こしたことで「私の後に続け」と無言のうちにすべての女性被害者を強制していたのではないかと考える。そして「私のように、裁判を起こす人がいる一方で、さまざまな事情から裁判を起こさない、起こせない被害者もいるが、裁判を起こしたから勇気がある、起こさないから勇気がない、ということではないと思う。被害を聞いた周囲の人は、被害者の気持ちに寄り添ってあげてほしい」（二三〇頁）と記している。

時代背景と〈水位〉〈波〉

こうして、晴野を囲んで七人の女性弁護士からなる弁護団と支援の会が結成され、裁判が始まった。全国から支援のカンパが届き、〈外斜面〉の裾野を広げた。時代の流れは〈水位〉を下げるのを手伝った。一九七九年の国連の女性差別撤廃条約が日本では一九八五年にようやく批准され、裁判の訴状でも用いられた。一九八五年に成立した「男女雇用機会均等法」も、ザル法といわれながらもそれなりに女性の労働権を認知させるのに役立った。提訴の一九八九年は宇野首相の女性問題退陣、参院選の「マドンナ旋風」、官公庁・民間の女性幹部登用など、それまで徐々に培われてきた女性の力が炸裂する年となった。女性のための法律事務所誕生にも、晴野が環を広げるきっかけになった女性新聞記者や女性グループの存在にも、そういった時代背景がある。そして「セクハラ」は、その年の流行語大賞となった。〈水位〉が少し下がっただけで、どれだけ多くの被害が見えてくるのか、適切な言葉を与えられただけで、どれだけ〈内海〉から〈波打ち際〉に上がって声を挙げやすくなるのかを示す、象徴的なできごとだったといえよう。

それでも、裁判では〈水位〉を高く想定せざるをえなかった。実際、最初の裁判官は「無関心からくる無表情」を示していたし、被告側は、「大声で泣いて手に負えない」「被害妄想」「学生を扇動」といった表現を用い、原告をエキセントリックな女と印象づけ、信用性を奪おうとした。証言の中でさえ、人格を攻撃する性的中傷を繰り広げて〈高波〉を浴びせ、原告が〈内斜面〉から転げ落ちるのを狙った。マスコミは、泣き寝入りしなかった「勇気のある女性」と原告を称揚する一方、「何も裁判にまで訴えなくても」と「エキセントリック」「ヒステリック」というレッテルを貼った。「セクハラだと騒ぐのはバカでブスなヒステリー女だけ」と、社会の認識もまだまだだった。

支援者との溝

高い〈水位〉を想定して、裁判支援の会はいくつかの方針を決める。マスコミからのプライバシー侵害を警戒し、匿名裁判とすること、取材には女性記者を要望すること、原告がマスコミ取材を直接受けないこと。また、「ヒステリックな女の活動家集団」というイメージを払拭するために「クリーンな裁判」をめざし、公判で被告側が何を言おうと、取り乱したり、傍聴席からヤジをとばしたりしないこと。

こういった作戦は、当時の状況からいっても、裁判で勝つことの意味の大きさからいっても、しかたがない部分がある。実際、裁判が全国の注目を浴び、マスコミが殺到して大騒ぎになるなか、匿名裁判によって、性的中傷や興味本位の詮索から本人や家族を守る、裁判所に問題の本質を公正に見極めさせる（九七頁）という目的はかなった。しかし、晴野自身はだんだん自分と原告A子の間、自分と支援者との間に溝を感じはじめる。環状島の上を〈風〉が吹きはじめたのだ。

晴野は裁判で男女の対立構造を築きたかったわけではないので、男性記者を排除したくなかったし、自分の知り合いの記者からの取材依頼も断るのはつらかった。けれども、「支援の会に異議を唱えることなど反則行為」に思えて、何も言えなかった。そして、裁判は続くのかという不安を支援者に感じさせないよう、気丈で客観性をもった「理想の原告」としてふるまおうとした。それだけに、支援者から「この人が何もしない原告」と言われたこと、ある集まりの連絡をもらえず、いてもいなくても気づかれなかったことに深く傷ついた。公判で編集長の友人永松（仮名）が被告側に立ち、「原告はだらしのない女だ」「性的な話題が好きな女だ」とひどい証言を繰り広げたのに、傍聴席からのヤジも味方の弁護士からの「異議あり」の声もなかったことは、晴野にとって「衆人環視の法廷で強姦されているのに見殺しにされた」と感じられた。そして、その後七時間もの弁護団会議でさまざまなことを詮索され、「永松を好きなんじゃないの?」とまで言われたことや、耐えきれずに次の法廷の廊下で永松に平手打ちを食わした後、弁護団や支援者からひどく非難され、永松への謝罪を半ば強要されたことなどは、晴野の心に深い傷をもたらした。

二年八ヵ月の法廷での戦いの末、裁判は全面勝訴で終わる。しかし、被告側弁護団長が原告を批判する手記を雑誌に掲載したこともあって、晴野は男性週刊誌の依頼で手記を書くことを支援者から強く反対される。それを押し切って自殺まで考えながら手記を書いたものの、弁護団長から被告側弁護団長への告発状提出中止というしっぺ返しを食らう。支援の会はニューズレターを緊急に追加発行し、原告を非難する。手記を書いたのは出版社に仕事を得るためだという噂も立てられる。賠償金をすべて支援団体に寄付しても、当然という顔をされる。支援の会が編集した本の出版パーティーでは気まずい空気が漂い、二次会では「裏切った」と集中砲火を浴びる。こうして支援者との間に決定的な亀裂が生じ、彼女は自分自身の未解決の問題にも向き合いながら、やがて実名を公表し、自分の言葉で裁判の経緯を文章に綴るようになる。

〈風〉――一般論

裁判支援活動に限らず、社会運動の中で当事者と支援者の間に葛藤や対立、傷つけ合いが起こることはめずらしいことではない。程度の差はあれ、必然的に起きるトラブルだとさえいえる。〈風〉はないほうがおかしい。

一般論として考えてみよう。まず、〈支援してあげる・してもらう〉というつながりは、微妙な権力関係をもたらす。当事者はどうしても引け目や負い目を感じるし、支援する側にもどこかで「やってあげている」という意識が生まれてしまう。中にはあからさまに恩を着せたり、自己犠牲的なふるまいによって当事者をひそかにコントロールする人も出てくるだろう。そういったことをお互いが意識して活動を進めないと、当事者は素直な気持ちや本音を言えなくなってしまうことが多い。契約的な関係ではないだけに、持ちつ持たれつといった互酬性をどう保つのかは、運動における重要な課題だろう。そうでないと、お互い「利用されただけ」といった被搾取感をもつことにもつながる。

次に、同一化の問題がある。支援者には支援者の思い入れがある。支援者は当事者に自分の思いを仮託する。これは自分の問題なのだと、当事者に同一化する。逆に、当事者も支援者に同一化する。同じような経験や悩みをもって支援にかけつけてくれたのだから、自分の気持ちをわかってくれるに違いないと思ってしまう。けれども、支援者にもいろんな人がいる。支援の理由も目的も人によって異なる。支援者の中には、被害体験をもつサバイバーも少なくないだろうが、その体験にも多様なものがあるだろう。中には当事者より被害が深刻だった人もいるかもしれないし、自分の被害経験については心の中で否認したままであったり、未整理のままの人もいるだろう。活動に参加するなか、些細なきっかけで生々しい記憶や激しい感情が蘇り、それが当事者にぶつけられることもあるだろう。支援や注目をうける当事者に対して、嫉妬ややっかみも出てくるかもしれない。

当事者と各支援者はある共通点をもちながらも、さまざまな差異をもつ。けれども、集団として一致団結を重視し、平等な仲間であることを重視すればするほど、差異は抑圧されていく。微妙な温度差が大きな対立をもたらし、差異を表に出すと「裏切り」「反逆」といった激しい非難の言葉が発せられる。社会運動において内輪もめや内部分裂がめずらしくないのは、運動をつぶしたい側がそうした工作を行なうということもあるだろうが、運動体の「同一化幻想」から必然的に起こるものだともいえる。

第三に、被害者や支援者は加害者や無理解な社会から攻撃を受けつづけている。実際にはそれほどの攻撃がなくても、過去の記憶が生々しく蘇ることによって、また、他者への不信感を植えつけられてしまったことによって、被害者は（そして程度の差はあれ支援者も）つねに脅威や恐怖感にさらされている。けれども加害者はそこにはいない。環状島の上にもいない。いるのは被害者と支援者だけである。加害者に向けるべき怒りや苛立ちを、被害者が支援者にぶつけたり、支援者が被害者に向かってぶつけるということは、とてもありふれた光景である。また、支援者のちょっとした威圧的な物言いによって、被害のフラッシュバックが起こることもある。加害者からの攻撃で受けた傷つきを支援者がじゅうぶん理解できないときに、被害者は孤立感や絶望感におそわれ、支援者の言動に激しい反応を示すかもしれない。ただ、支援者が当事者の恐怖や被害感情を百パーセント理解するということは所詮不可能である。過去のことも被害者にとっては過去になっていないということを、被害経験のない支援者が実感をもって理解するのは容易ではないし、被害経験があったとしても、微妙な差異によけい違和感を感じたり、当事者の気持ちに同調しすぎてしまったりして、自分の感情がコントロールできなくなるかもしれない。

第四に、運動には具体的な目標がある。それは裁判に勝つことであったり、何らかの権利を獲得することであったり、調査や基地の建設工事などを阻止することであったりする。運動がそういった具体的な目標の達成のみを重視するのか、それとも運動の過程の中での個々人の成長やエンパワメントや癒しを重視するのかによっても、当事者と支援者の関係は変わってくる。そしてそれは、具体的な目標が達せられなかったらどんなことが起きるのか、つまりどれほど追いつめられているのかということとも関係する。譲ることのできない厳しい闘いほど、一致団結を要求され、百パーセントのコミットメントを求められ、運動に関わる内容以外の自分の属性を捨てさせられ、自由を制限させられる可能性は高くなる。余裕があれば笑って見逃せる「逸脱」や「差異」も、おそろしい危険をもたらす「裏切り行為」にみられるかもしれない。戦時体制、緊急状況、戒厳令下の心理とでもいえようか。

〈風〉――晴野の場合

晴野まゆみの裁判の場合にも、これらのいずれもがあてはまる。

第一の微妙な権力関係についていえば、原告には経済的な余裕がなく、支援の会が会費やカンパによって資金を調達したこと、弁護団も「手弁当」で多大な労力や時間、専門能力を奉仕または投資したことは大きい。一見対等な仲間という関係の中で、原告としての引け目や遠慮は、とても強いものだっただろう。そして原告の裁判から「私たちの裁判」

へと拡大していく流れを止めようがなかっただろう。支援の会のスタッフのほうが「女性問題や人権問題について見識は上」という双方の認識は、〈教えてあげる・教えてもらう〉という権力関係をももたらした。その上、マスコミによる詮索や中傷が懸念されたため、マスコミから〈守る・守られる〉という関係まで重なってしまった。勝訴によって得た賠償金をすべて支援者団体に分配して自分には残さず、その一部は「手切れ金」とさえ思ったことにも、晴野がその微妙な権力関係からどれほど抜け出したかったかが表れている。

第二点の同一化に関していえば、支援の会の活動目的を、「1 原告を支援し、勝訴を目指す」「2 職場での性的いやがらせがすべての働く女性の問題であることを社会に訴え、女性が尊厳をもって働ける環境をつくりだす」、とし、この二つを簡単に両立するかのように並べてしまったこと（職場での性的いやがらせと闘う裁判を支援する会編『職場の「常識」が変わる——福岡セクシュアル・ハラスメント裁判』インパクト出版会、一九九二、一四四—一四五頁）は重要である。どちらにしても同一化の力は働くが、その方向性は異なるし、そもそも個人の裁判なのか「私たちの裁判」なのかでは、エージェンシーのあり方も異なる。たとえ「一枚岩を目指そうとはしなかった」（前掲書、一四六頁）としても、「私たちの裁判」であるかぎり、原告の個性や感情はある程度抑えられざるをえない。

特に、裁判での訴えの内容が、従来の社会の「常識」に挑戦するものでありながら、勝つためには「常識」にもある程度寄り添うしかなかったために、「クリーンな裁判」という制限を全体に課してしまったことの影響は大きい。「クリーンな裁判」によって、ヒステリックという否定的な女性像を避けえたとしても、それは原告の感情を抑圧させることに働き、「清廉潔白」な理想の被害者像を優先することにつながった。「そんな男性週刊誌に書いたら、せっかくの裁判が汚される」という支援者の言葉も、ある意味では性についてのタブー意識に縛られているといえる。マスコミをランク付けする差別意識には、晴野自身が「社会的信用度の低いフリーライター」であるだけに、違和感をもったのは当然だろう。

第三の、加害者や社会からの攻撃が当事者と支援者間の葛藤に転化するという現象も、この裁判にあてはまる。被告側の悪質な証言に晴野は深く傷つき、その傷つきを理解してもらえないと感じたときに、いちばん支援者との溝を感じて衝撃を受けている（この点については支援者側も後に反省している。前掲書、六八、一四六頁）。そして晴野は自分の感情をある意味で正しい方向性、つまり悪質な証言をした永松に平手打ちという形でぶつけた。けれども、その行為は支援者から当事者への非難や叱責、謝罪の強要をもたらし、加害者から離れたところで、当事者と支援者の間の信頼関係を崩す〈風〉として作用していく。

第四の目標達成重視か過程重視かという点について言えば、この裁判は勝ち目が少ないと最初は考えられていたものの、注目度の高さ、全国の支援者たちからの期待の強さ、費やす労力の多さなどから、絶対勝たねばという弁護団や支援の会の思いはどんどん強くなっていっただろう。そしてこの裁判に負けたらどれほどの苦渋をこれからも女性たちが強いられるかを考えると、身の縮む思いさえしただろう。そのために勝敗の鍵を握る原告の言動へのコントロールが厳しくなったことは否めない。もちろん支援者は支援者で、厳しい戦いに多くの時間を割くなか、さまざまな傷つきや周囲の人との軋轢などがあったに違いない。大規模な弁護団と支援の会が最後までまとまりつづけるだけでどれだけ大変だったかは、想像に難くない。

このようにさまざまな条件が作用して、当事者と支援者の間には〈風〉が吹く。この裁判は、前例のない手探りのものであっただけに、〈風〉が吹きやすい条件が重なったといえるかもしれない。特に日本においては、性暴力の被害者支援は当時始まったばかりで、事件後の被害者の心理的反応についてもまだほとんど知られていなかったし、支援者側の傷つきなどまったく認識されていなかった時期である。

これらの点は徐々に理解されるようになり、着実にその後の支援活動の中で活かされつつある。そこでは被害者支援と社会運動は別に捉え、被害者が運動のために犠牲になる必要はないという認識がされるようになる。事件のみならず裁判過程がもたらす被害者への心理的負担の大きさについても理解が深まり、支援者が被害者と弁護団の間に入ったり、カウンセリング役を配置するなど具体的なノウハウが蓄積され、その後のキャンパス・セクハラの裁判支援などでも活用されている（性暴力を許さない女の会編『サバイバーズ・ハンドブック――性暴力被害回復への手がかり』新水社、二〇〇二、甲野乙子『悔やむことも恥じることもなく――京大・矢野教授事件の告発』解放出版社、二〇〇一）。

こういった理解は、他の裁判支援運動や社会運動にも示唆を与えるに違いない。内部の分裂や分断、比較や切り捨てなど、「内輪もめ」といわれる現象が「あってはいけないもの」、その運動の欠点であるという捉え方から解放されるべきだ、と私は思う。社会や加害者からの攻撃や圧力が、当事者と支援者の間の葛藤に転化し、傷つけ合いとして表出してしまいやすくなるということは、忘れられてはならない。当事者と支援者が対立しているとき、内輪もめが起きているとき、その原因をその二者、内部関係者のみに求めて責めるのではなく、どういう形の環状島の上で、それぞれがどのような配置をさせられているのかを分析することは、怒りや抗議の方向性を正しく加害者や無関心な傍観者に向け直すことにも役立つだろう。原告が一人のときと複数のときではどう違うのか、集団訴訟のときではどうかといった形で分析を進めてみるのも興味深い。

また、社会運動の形が、従来の一致団結型から参加者の多様性や個人の多層性を重視した緩やかなネットワーク型に変わりつつあることと、そういった変化がもたらす利点と欠点、運動とアイデンティティのあり方の関係を考えることにもつながるだろう。

〈島〉

晴野が経験した当事者と支援者の間の葛藤を、〈風〉と捉えて分析してきたが、〈島〉のメタファーを使えば、別の捉え方も可能になる。この裁判に関してのみ〈島〉を想定すれば、〈内海〉はなく、原告の晴野を中心とする円錐状の〈島〉となるだろう。少なくとも晴野はそう思っていたし、そのための覚悟をしていた。裁判の内容が彼女の体験について争う場所であるかぎり、それはそうでしかありえなかった。けれども、支援者たちにとっては「私たちの裁判」であった。そこではみんなが平等で、同じ意見を同じ強さで言えるような、表面の平らなケーキ状の〈島〉が想定されていたと言えよう。匿名裁判のなか、晴野は原告でありながら、支援の会の一メンバーとして活動することになった。平面のどこに位置していても、いなくなっても目立たない存在である。原告である「全女性の象徴A子」は、せいぜいケーキの真ん中に飾られた苺とでもいえようか。晴野は「御神輿に担がれた存在」「マリオネット」という表現をしている。もちろん、裁判の〈島〉が円錐島であるからこそ、中心の原告がつぶされると環状島になってしまう。つぶされて〈内海〉に原告が沈んでしまえば、裁判自体が成立しなくなってしまう。だからこそケーキ状の〈島〉にしたのだ、と支援者側からすれば言えるかもしれない。裁判終結後、支援の会が編集した書『職場の「常識」が変わる』も、まさにケーキ状の〈島〉的な作りがなされている。

ところで『さらば、原告A子』を読み込んでいるうちに、私には、別の環状島の影がうっすらと見えてきた。もともと、私が同書を取り上げたのは、環状島の形成されていくプロセスを示せることと、環状島を吹き荒れる〈風〉の一つ、当事者と支援者の間に起きる葛藤について詳しく分析できること、そして晴野のような「雄弁な発話者」が生まれる条件を考えることだった。けれども別の環状島を想定すれば、晴野は必ずしも〈尾根〉近くの「雄弁な発話者」ではない。

4 複数の環状島——セクシュアル・ハラスメント裁判から[2]

私はもう、存在を恥だと感じさせられることをやめる。インディアンの声、スペイン語の声、白い声。私は私の蛇の舌、誘惑のことばをもつ——私の女の声、性の声、詩人の声を。私は沈黙の伝統に打ち勝つ。

（グロリア・アンサルドゥーア／管啓次郎訳「野生の舌を飼い馴らすには」、今福龍太・沼野充義・四方田犬彦編『旅のはざま』所収、岩波書店、一九九六、二〇〇頁）

別の島影

日本初のセクシュアル・ハラスメント裁判原告の晴野まゆみは、セクシュアル・ハラスメント被害をめぐる環状島において、〈尾根〉に近く存在する〈雄弁な発話者〉だった。けれども、トラウマという観点から彼女の手記『さらば、原告A子——福岡セクシュアル・ハラスメント裁判手記』（晴野まゆみ著、海鳥社、二〇〇一）を読み直していくと、異なる島影がうっすらと見えてくる。そこでの彼女はけっして雄弁な存在ではなく、むしろ〈波打ち際〉からようやく抜け出してきたばかりのようだ。

晴野にとって一番のトラウマは何だったのか。どんな出来事が彼女を過去に引き戻し、トラウマ症状を引き起こしたのか。どんな言葉に彼女は傷をえぐられる思いをし、体調を崩したのか。どのような記憶の前で彼女は論理的な言葉を失い、混乱に引きずり込まれたのか。

そういった面から手記を分析するなら、晴野にとってのトラウマはおそらく、裁判の被告となった編集長・樋口（固有名詞はおそらくいずれも仮名）からのセクシュアル・ハラスメントよりも、編集長の友人で会社に出入りしていた永松による一連の性暴力（集団レイプ未遂を含む）のほうが大きかった。また、雑誌の広告主の一人で一時期晴野と恋愛関係にあった安岡が編集長や永松と「仲間」だった事実を後で知ったことも大きかったと思われる。「三人の男性が私を「性の対象物」としてみなしていたことは深い傷となって残った」と、晴野は解雇後の自分の状態を記している（六四頁）。

ここでは仮に前者を「永松の傷」、後者を「安岡の傷」としておくが、実は晴野の手記の中でも、これらのできごとについては描写が断片的で、日時も特定されず、フラッシュバックのような挿入もあり、過去のことなのか、そのときのことなのか、なかなか区別がつかない。私自身、手記を何度も読み返し、裁判記録等（職場での性的いやがらせと闘う裁判を支援する会編『職場の「常識」が変わる——福岡セクシュアル・ハラスメント裁判』インパクト出版会、一九九二所収）とつき合わせ、時系列的に整理して、ようやく以下のような被害内容が見えてきた。

晴野の入社後、半年後頃から会社に出入りしはじめた永松は、晴野が一人で事務所にいるといつも性的な視線で眺め、「色っぽいカラダしているな」と言ったり、狭い給湯室でわざと体を押しつけたりしていた。しかし彼は人を懐柔することに長け、編集企画などにも加わって、スタッフや学生から頼られるようになる。晴野も永松を人間的には厭いながら、「仕事ができる」人物としては頼っており、永松が新事務所を設立してからはそこに仮住まいして夜間業務を手伝い、経営難の会社に利益を回すことになる。その事務所で開かれた忘年会の二次会で、永松は出入りの学生たちをけしかけて、晴野をレイプさせようとする（一五七、一六七—一六八頁）。晴野は包丁を手に身を守り、大声を出してなんとか逃げ出す。彼女は二度と永松の事務所を手伝わないと決め、「この出来事を封印」する。後日、「その内容は詳しく書けない」が、永松が別の女性に「性的いたずら」をしたことも晴野は知る（ちなみに裁判が始まってからは、永松が撮った盗撮ビデオも「永松の人間性を暴く証拠」として元同僚から渡されている）。

一年半後の一九八八年五月、晴野は東京に転勤していた永松から連絡を受け、元同僚と三人で会うことになる。永松は編集長から晴野を不倫をネタに辞めさせたいという相談を受けていたこと、晴野と安岡の不倫関係を編集長に伝えたのは自分であること、そもそも晴野の入社後、編集長、永松、安岡の三人で誰が晴野を落とすかと冗談を交わしていたこと、永松は安岡から晴野を「落とした」報告を受けたことを、晴野に告げる。晴野は「半狂乱」になって永松に怒りをぶつけるものの、その後泥酔して前後不覚になり、家まで送ってきた永松に部屋まで入りこまれ、迫られそうになる。晴野は部屋を飛び出し、空地で時間が経つのを待ち、なんとか難を逃れる（四四―四七頁）。

永松からの性暴力は、裁判で訴えられたセクシュアル・ハラスメント被害の内容とも複雑に絡み合い、またその一部をなしていたともいえる。しかし彼は社員ではなかったこともあり、被告にはならず、裁判記録ではあくまでも「訴外E」としてしか出てこない（『職場の「常識」が変わる』所収）。

また、永松の行為は、それ自体が強制わいせつ罪、集団強姦未遂罪などにあてはまるともいえる。けれども日本において（残念ながら海外の多くの国においても）、レイプ被害についての法のハードルは非常に高く、一九八〇年代ではなおさらだった。親告罪である強姦罪の告訴期間は事件からたった半年しかなく（二〇〇〇年にようやく撤廃された）、抵抗した証拠が残らないと「強姦罪」は認められない状況だった（今も残念ながら一部続いている）。そして「知人からのレイプ」（non-stranger rape, acquaintance rape）については、被害者が告訴しにくく、しても起訴や有罪にまで持ち込める可能性は、当時も現在も非常に少ない。解雇された直後の晴野も、労働基準監督局への申し立てや名誉毀損で編集長を訴えることは考えたが、「永松を訴える根拠は見つからない。少なくとも性的視線や接触の事実で訴えることなど不可能に思えた」と記述している。弁護団や支援の会でも永松を訴えるという案は出なかっただろう。

前章で詳述したとおり、公判での永松による被告側証言は晴野を激しく傷つけ、弁護団が異議申し立てをしなかったことが、それに追い打ちをかけた。その後法廷の廊下で永松を平手打ちするという晴野の行為は、弁護団や支援の会との溝をさらに深めてしまった。しかしその背景には、こういった経緯が「伏線」としてあったのだ。

もし、永松の行為がただの「経緯」「伏線」とみなされず、それ自体の罪が裁判で問われていたとしたら、どうだっただろうか。弁護団はすぐさま異議申し立てをしただろうし、晴野の平手打ちという行為を承認はしないまでも、永松への謝罪を強制することはなかっただろう。ましてや「永松を好きだったんじゃないの?」という言葉が弁護団会議で晴野に向けられることはなかったに違いない。

晴野の事件はセクシュアル・ハラスメントとしてイシュー化されたが、永松からの被害に焦点を当てて、「知人からのレイプ」としてイシュー化するという可能性も理論的にはありえた。「知人からのレイプ」という言葉は、それ自体が概念化され分析されている(R. Warshaw (1994), I never called it rape, New York, NY : HarperPerennial, http://www.aaets.org/arts/art13.htm など参照)。統計調査によれば、レイプ被害は知人からのものが多く、知人であっても恐怖感や精神的ダメージが小さくなるわけではない。にもかかわらず、加害者が知人であるだけでレイプとみなされにくい現状に疑問がもたれるようになり、その理由が分析されているのである。ただ「知人からのレイプ」という概念は、現在でさえ日本でじゅうぶん広まっていない。相手が知人だと、たいした傷にはならないとみなされ、被害者自身もレイプだと言ってはいけないように思いこまされている。そして被害を訴えようものなら、被害者の言動が詮索され、相手を罠に落とそうとしているかのように解釈されかねない。晴野も当時、「知人からのレイプ」という概念は知らなかったであろうし、知っていて使おうとしたとしても、「なぜ永松の事務所に仮住まいなどしたのか」「なぜ一緒に酒など飲んだのか、しかも泥酔するまで」といった非難や反発、反撃は大きかったに違いなく、「セクシュアル・ハラスメント」のような共感は得られなかっただろう。「知人からのレイプ」をめぐっての晴野の声は躊躇に満ちた断片的なものであり、環状島は浮かび上がる前に簡単に〈波〉にかき消されただろう。

もう一つの島影

次に「安岡の傷」である。晴野は、安岡との関係については、「半ば無理やり始まった関係から悩み、傷つき、結局は捨てられる形で終わった。どれほどその関係に苦しんだだろう。その傷を忘れるためにも仕事に打ち込んできた」(三五―三六頁)と記述しており、最初がレイプに近いものだったことを匂わせている。しかし、その後相手と恋愛関係、不倫関係にすすんだとなれば、どんな文脈であろうと被害を訴えるなどもってのほかとされてしまう。晴野自身、「安岡の傷」に関して誰かを責めたり訴えたりしようとはしていない。

しかし、男性「仲良し三人組」のゲームにおいて自分が「落とす」ターゲットにされていたこと、それに気づかず、強引に迫ってきた「ゲームの勝者」と不倫関係に陥ってしまったこと、そして、一時は恋愛感情をもった相手がそういう人間だったと事後的に知らされること、そういった一連の流れが深いトラウマをもたらすことは想像に難くない（事後作用については宮地尚子「薬害エイズと告知」『トラウマの医療人類学』、みすず書房、二〇〇五、一〇七―一一六頁参照）。けれどもこういった一連の流れを的確に示す言葉はない。そこでの傷つきを表す適切な概念や言葉も存在しない。編集長と会社からの一連の被害には、「セクシュアル・ハラスメント」という名前が与えられ、活用された。永松からの一連の被害については、「知人からのレイプ」という概念が、活用はされなかったが存在する。安岡との関係をめぐる一連の出来事も、「スポンサーへのギフト代わり」「性的対象物」といった言葉を晴野は使っているし、フェミニズム理論を用いて「ホモソーシャルな絆の生け贄」といった表現は可能かもしれないが（イヴ・K・セジウィック／上原早苗・亀沢美由起訳『男同士の絆

――イギリス文学とホモソーシャルな欲望』、名古屋大学出版会、二〇〇一)、包括性や明快さには欠ける。概念化されておらず、名前のない問題は、社会的にイシュー化されようがなく、環状島は浮かび上がってこない(ただし、概念や言葉がなくても、支援者の中には類似の被害を受け、そのために支援に駆けつけた人もいたに違いなく、今後のイシュー化の可能性はあることを指摘しておきたい)。

ちなみに私は、「安岡の傷」が晴野の心の奥底にある一番のトラウマなのだ、本当の傷なのだ、と言いたいわけではない。プライバシーを詮索したいのでもない。手記に安岡との関係の詳細は書かれていない。深い傷ほど言語化されがたいが、だからといって、書かれていないから深い傷だとは言えない。記述の少なさは、重要ではないという判断や、社会の側がまだ受けとめる力をもたないだろうという判断のあらわれでもありうる。手記の中で、永松を「安永」と書き違えている(一八二頁)点には、ついフロイト的解釈をしたくなってしまうが、それもただの校正ミスかもしれない。すべてを記述することはそもそも不可能である。手記に書かれていない辛いできごとや傷つきなど、他にいくつもあっただろう。かろうじて言語化され、断片的ながらも他者に向かって伝えられるギリギリのところにあったのが、安岡の傷だった。これは、晴野にとって、環状島の〈尾根〉あたりにセクシュアル・ハラスメント問題、〈内斜面〉の中間あたりに「永松の傷」、〈内斜面〉の

〈波打ち際〉近くに「安岡の傷」が位置していたと捉え直すことも可能である。とすれば、〈内海〉に沈んでいるものがあってもおかしくはない。もっと深い傷が潜んでいるかもしれない。だからといって、そこに何があるのかを無理に引き出す必要はないだろう。それこそよけいな詮索である。書かれていないことがそこにあるかもしれない、ということをいつも念頭におきつつ、書かれなかったという選択を尊重すること、それでじゅうぶんである。

いくつもの環状島

セクシュアル・ハラスメントの大きな環状島の向こうに、二つの島影がおぼろげながら見えてきた。しかし、島は二つだけである必要はない。たとえば、一連のセクシュアル・ハラスメントの中でも、晴野が卵巣腫瘍の手術を受けることで編集長から浴びた誹謗中傷に注目し、「婦人科系疾患を患った女性への精神的暴力」に問題を特化して、環状島を想定することも可能であろう。一見唐突に感じられるかもしれないが、これらの誹謗中傷を耳にして、晴野は「横っ面をいきなり殴られたような痛みと驚き。怒りより哀しみが胸に広がり、目の前が暗くなった。抗議する言葉も失った」「怒髪天を衝くという言葉が脳裏をよぎった。まさに全身の血が逆流した。これほどまで自分は貶められていた。はらわたが煮えたぎり、喉の奥が苦しいほど締めつけられた」と記している。そして同様の傷つきについては、最近他の書物でも指摘されつつある（たとえば、まつばらけい・大島寿美子『子宮・卵巣がんと告げられたとき』岩波書店、二〇〇三）。これまで婦人科系疾患に対する恥の意識を内在化させられ、傷つけられても抗議の声を挙げられずにきた女性たちの声が、今ようやく浮上しつつあり、晴野はその先駆者として捉えられなくもないわけである。

また、本書では分析しなかったが、晴野は手記で、職場における編集長や永松らの「経理不正の疑い」についてもあちこちで触れており、不正に気づいて探りはじめたことが晴野の解雇につながった様子もうかがえる。とすれば、その点に注目し、「不正告発に伴う解雇」の問題として晴野の被害をイシュー化し、環状島を想定することも（ますます唐突に感じられるであろうが）不可能ではないだろう。上司の不正に気づき、正そうとして、体よくほかの理由で会社から追い出されるという経験をした人は少なからずいるはずであり、その人たちと環を作っていくという可能性もあったわけである。

そもそも、晴野の事件については、初期からいくつもの環状島が描かれていたと言えなくもない。晴野の弁護団には「女性差別」「人権問題」「労働問題」などそれぞれ異なる関心をもった人たちが集まっていた（一六一頁）。支援の会の参加者はもっと多様性に富んでいただろう。「同じ女として」「同じセクシュアル・ハラスメント被害を受けた者として」「同じ零細企業の勤務者として」と、さまざまな形で原告への部分的同一化が行なわれていたことだろう。そのつながりを通じて思い描かれる環状島は、「女性差別」の環状島、「人権問題」の環状島、「労働問題」の環状島、「零細企業勤務の問題」の環状島、というふうに、参加する個々の人間によって異なっていた。そして、晴野とある個人との間で取り結ばれる関係も、思い描かれる環状島によって、被害者同士だったり、被害者と傍観者だったりというふうに、それぞれ異なっていたといえるだろう。

人間は多面的であるし、経験は多層的である。つねにそうでしかありえない。どんな体験であっても、焦点のあて方、切り口、名付け方によって、いく通りものイシュー化の方法がある。そしてそれぞれで浮かび上がってくる環状島の形は異なる。それぞれの島によって、人々の位置関係も変わってくる。誰が当事者で誰が被当事者なのか、誰を被害体験を共有する仲間とみなし、手をつなぐのか、〈内海〉に沈んでいる人間として誰を想起・想定するのか、どのような人が支援者となりえたり、実際になっていくのか、誰とならば「共闘」ができ、誰を「共闘」不可能な敵とみなすのか。そういったことすべてが変わってくる。

一人の人間の体験についても、一つの事件についても、複数の環状島が想定しうるという、この発見は、私自身にとっても予定外のことであり、驚きであった。この発見は、さまざまな発想の転換をもたらしてくれるように思うので、次章で「複合差別」論（上野千鶴子「複合差別論」、岩波講座現代社会学15巻『差別と共生の社会学』一九九六所収、二〇三―二三二頁）や「複合的アイデンティティ」論（鄭暎惠《チョンヨンヘ》「アイデンティティを超えて」、前掲書、一―三三頁または『〈民が代〉斉唱』岩波書店、二〇〇三所収）と接合させながら展開していきたい。民族やジェンダーなど、いくつもの差別や傷が重なるような「複合差別」や「複合的アイデンティティ」の問題はうまく環状島にのらない、と私はこれまで思っていたが、そうではなさそうなのだ。たとえば民族マイノリティ女性のトラウマを考えるとき、民族差別の環状島と女性差別の環状島を描いて、その二つの島を重ね合わせようとしてもうまく分析につながらない。けれども、一人の体験について複数の環状島を想定できるなら、「民族差別」の環状島と「女性差別」の環状島、「民族マイノリティ女性のトラウマ」の環状島を、それぞれ別に思い描いてみればいいのだ。そもそも、あらゆる問題が環状島の概念によって解決・整理される必要もないのだが、まずは想定できるかぎり、環状島をいくつも自由に描いてみるという試みが有用だという予感がする。

そのとき、異なる環状島を描けば個人と個人が取り結ぶ関係性も、被害者同士とか、被害者と傍観者というふうに変わってくるという気づきは、位置関係やポジショナリティの問題を考えるうえで非常に重要になる（第7章参照）。また、今は見えていないけれどもいつか可視化されうる環状島がある、つまり不在の形で存在する環状島がある、ということも、パッシングの問題（第10章で扱う）や、対人関係における「優しさ」ということを考えるうえで、思考の翼を広げてくれるに違いない。

雄弁な発話者を生む条件

ところで、被害内容もかなり重く複雑で、社会的にも〈高水位〉の状況、かつ支援者との間で〈風〉が吹き荒れていたにもかかわらず、なぜ晴野は声を挙げつづけられたのだろうか。環状島の「法則」にしたがえば、これほどの被害にあえば声を挙げられなくなる人のほうが多いはずだが、彼女とその人たちを分けるものは何だったのだろう。彼女が例外的に雄弁な発話者になれた条件を整理してみたい。

まず発話者の個人的資質である。晴野の場合、彼女自身がいう「強情さ、勝ち気さ」「気性の激しさ」「気丈さ」という性格的特性や、勤勉さを重視する価値観、「自分が受けた被害は個人的な問題ではない」という認識、「五年後、十年後に続く人たちのために」という使命感の強さ、「自立した原告」として闘いたいという自己コントロールへの指向の強さなどがあげられよう。自己コントロールへの指向の強さは、後に支援者との溝を生む一因にもなったが、そういう指向がなければそもそも裁判など起こせなかったに違いない。

次に、「自分の存在価値を汚されたまま泣き寝入りするわけにはいかない」という、健全な自己尊重感《セルフ・エスティーム》をもっていたことがあげられる。それが「女性としての人格を貶められた上に働く権利を奪われた怒り」という裁判の原動力につながったといえよう。そして解雇後も在職中の知り合いから仕事が紹介されてきたことは、働く女性としての自信をもちつづけることに役立った。「一生懸命仕事してきたからこそ、フリーになっても信用してもらえる」、自分は「いい加減な人間」ではないと確認しつづけられたからこそ、「とにかく諦めきれない」「このままでは引き下がれない」と、解雇に納得せず、調停委員のひどい態度にもつぶされずに、粘り強く闘いつづけられたのだ。

彼女が真に孤立することはなかったことも大きい。彼女の対人関係能力は高く、職場でセクシュアル・ハラスメントにあっていた頃にも同僚に味方はいた。母親も支持的だった。裁判に向けて周囲の人から軒並み証言を断られたが、状況をいちばんよく知る元同僚の女性は証言をしてくれた。その女性にまで拒否されていたら、晴野は人を信じる能力を奪われ、裁判どころか生きつづけることさえ困難になっていたかもしれない。

後に仲違いはしたものの、支援者とのつながりはやはり重要である。支援グループにはじめて接触した頃の晴野は、「永松の傷」や「安岡の傷」をまだ生々しいまま抱えており、あなたにスキがあるとか、不倫経験のある「清廉潔白」でない女に女の被害を訴える資格はないと言われることを怖れて、グループ集会で話をする約束をすっぽかしてしまう。その後はじめて話をしたときも、その内容は混乱し、未整理のままでまとまりがなかったことを、晴野も支援グループの人も記している。これは、〈波打ち際〉での発話の特徴ともいえ、たとえば映画『ショアー』の中の重要な証言者でヘウムノ収容所の生き残りの一人だったシモン・スレブニクがクロード・ランズマン監督と最初に会った頃、まともに話さえできなかったというエピソードを彷彿とさせる。そして、呼びかけや応答の重要性、聞いてくれる人の存在、聞いてもらえる場や空間の存在がどれほど発話に不可欠かということを示しているように思う。

また、支援者とのつながりは、手弁当による裁判準備や全国からのカンパなど裁判費用の調達という経済的な条件を満たしてくれたし、新しい知識をも提供してくれた。「漠然と男尊女卑は嫌だと思いながらも、性差による差別について無自覚だった」晴野にとって、フェミニズムの理論、特に男性には甘く女性には厳しい「性の二重基準」のからくりに気づくことなしに、そして坂井フタという歴史的人物を知り、ロールモデルとして心の支えにすることなしに、裁判をやり抜くことは不可能だっただろう。

時代的・社会的な状況も、晴野に幸運に働いた。国際的な女性の権利運動の時代的な流れは、晴野の裁判でセクシュアル・ハラスメントの法理を用意する基礎になっただけでなく、裁判までのプロセスの要所要所で晴野が出会う女性記者や、女性弁護士、女性グループの存在ともつながっている。

このほかに重要なこととしては、晴野がずっと社会に出て仕事をしてきたことがあげられる。民事調停を起こしたり、弁護士を見つけたりするための知識や情報収集能力、行動力などは、働く中で培われたものである。しかも晴野の場合、それが書くという仕事であった。彼女が自分の仕事に責任と誇りをもち、言葉の力を信じていたこと、自分の言葉で語りたいという欲望や、言葉で表現する自信、理解してくれる人もいるという読者への信頼、プロとしての責任感と覚悟をもっていたことの意義は、計り知れないほど大きい。裁判後に支援の会の反対を押し切って男性週刊誌に手記を載せたとき、彼女は「私はライターです。書き手として、率直な思いを伝えたい。興味本意で読む人が多いとしても、そうでない人もいるはずだ。男性読者の一人にでも二人にでも、私の気持ちを伝えたい」と記している。また、彼女は公判中、被告の反対尋問の最後で、異例ながら原告自ら一つだけ質問することを許可してもらう。「事件や事実を自分の目で確かめるジャーナリストの責任、特にご自分の発している言葉についての責任をどうお考えか、ご説明願えますか」。それは周囲から見れば、事件と関係のない質問に思えただろう。けれども、被告のしどろもどろの答えに、晴野は「彼の言葉への無責任さを強調できた。私なりのトドメがさせたと思った」と感じており、彼女自身が言葉をどれほど大切にしているかを示しているといえよう。

雄弁さの相対性

けれども、すでに見てきたように、ある人間の「雄弁さ」というものは絶対的ではない。イシュー化のされ方や置かれた状況、時期などによって、雄弁さは大きく左右されうる。トラウマになったことと、法的な場で言語化できることとの間には、必ずずれがある。セクシュアリティを直接扱わなければならない形でのイシュー化や、「私生活」とされる領域の問題のイシュー化は、被害者の声を挙げにくくする。被害者と加害者が親密な関係にあり、ときには（晴野の場合は不倫行為において）「共犯性」さえ帯びるような状況、つまり「純粋な被害者性」を奪われた場合は、さらに声が挙げられなくなる。そして、どれほど雄弁な人であっても、すべてを語っているわけではない。語らずにいることや語れずにいることはつねに残っている。

そう考えると、晴野の雄弁さを可能にした最大の要因は、「セクシュアル・ハラスメント」という概念を得たことといえるかもしれない。「セクシュアル・ハラスメント」という捉え方は、性的なことがらを扱いながらも、セクシュアリティそのものには真正面からぶつからずにすむ利点がある。「労働権」の侵害とか、「雇用に関する男女差別」という言葉に、被害を置き換えることができるし、それらは従来の法的な枠組みにもなじみやすいものである。また、「セクハラ」という言葉には軽いニュアンスが含まれ、性的な被害としても比較的軽いものが想定される。そのため被害者に与えられるスティグマも比較的軽く、発話を容易にすることに役立つ。環状島を描いてみると、〈内海〉が比較的小さくてすむといえようか。晴野の事件に関して、複数の環状島を描くことはたしかに可能であるが、やはり「セクシュアル・ハラスメント」という捉え方ができたからこそ、彼女の訴えをきっかけに大きな環状島が形成されていったことはまちがいないだろう。

トラウマとなったできごとそのものを真正面からとりあげるのではなく、重なってはいるが少しずらした形でイシュー化することは、発話力を高めるうえでかなり有効な手段と言えるかもしれない。学生が研究テーマを選ぶ際に、自分にとっていちばん大きな問題や、個人的にもっとも悩んでいることではなく、それと関連はしているけれども異なるテーマを選ぶよう、私はしばしばアドバイスするが、それもこのこととつながっているように思う。トラウマの重さが重いほど、逆に発話力が低くなる、という環状島の「法則」を理解したうえで、その拘束力から少しでも逃れるための非常に重要な方法が一つここにあることを、強く認識しておきたい。

トラウマに関する発言を可能にするための条件、能力や資源としては、第1章に、知的能力、コミュニケーション能力、論理性、聞き取る者と同じ言語で話す能力、識字能力、説得性をもたせるような演出力や社会的信用、話したり、書こうとする気力、体力、発話を可能にする身体機能、時間的余裕、「誰かが聞いてくれるかもしれない」という他者への信頼感や希望、「自分が声を出してもいい」と思える最低限のセルフ・エスティーム、話したり書くことへの慣れや癖、練習の機会、発話が望ましいとされる環境、少なくとも抑圧・禁止されないような環境、を挙げておいた。このうちの多くを、晴野の場合は書くという仕事から得ていたように思われる。このほか本章での分析をもとに、発言を可能にする条件を付け加えるなら、発話者個人の資質、経験、自信、人とのつながり、経済的基盤、時代的・社会的な受け入れ状況、イシュー化のされ方、などがあげられるだろう。晴野の場合、いくつもの好条件が重なったことが彼女の例外的な雄弁さを生んだ、ともいいうる。だが、むしろ、彼女が人とつながりつづけ、諦めず呼びかけつづけることで、好条件をひとつひとつ構築していった、というほうが正確であろう。

以前、私はマイノリティが生き延びるための条件として、自己肯定と連帯の重要性を指摘し、具体的にはピア（仲間・同類）の存在、ロールモデルの存在、安心できる居場所の存在、それらを可能にするマイノリティ・コミュニティの存在を、条件として挙げたことがある（宮地尚子「マイノリティのための精神医学」『トラウマの医療人類学』みすず書房、三二六―三四七頁）。それらは、ここで述べた雄弁な発話者の条件とぴったり重なるわけではないが、呼びかけと応答の繰り返しの中で言葉が生成されていく契機、人と人とが手をつなぎあって環状島の環を作っていくプロセスを、それぞれ別の言い方で言い表しているように思う。

5

複数のイシュー化と複合的アイデンティティ

この複雑なポストコロニアリティの現実のなかで大切なことは、自分自身の根源的な「不純さ」を引き受け、ハイブリッドな場所から語ること、つまり同時に二つか三つ以上の事柄を語ることの必要性を認識することなのです。

（トリン・T・ミンハ／竹村和子訳『女性・ネイティヴ・他者』岩波書店、一九九六、二四二頁）

環状島とアイデンティティ

晴野まゆみの手記の分析を前章と前々章で行なってきた。もともとはこれほど多くの紙数を費やす予定ではなかったのだが、読み込めば読み込むほど、思考を展開させてくれるものが出てきた。それはおそらく晴野が、書くことを通して自分に誠実に向き合い、文章というものに伝達の希望を込めたことにより、手記が「厚い記述」となっていたためだろう。私には彼女との面識はない。面識をもたず、テキストのみから読み取れることを読み取るという手法を意識的にとった。

手記の分析から見えてきたものの中で、私にとっても予想外だったことがいくつかあった。それは一つの事件や一人の人についてもいくつもの環状島が描きうるということ、つまり環状島の複数性である。もう一つは、本人にとってもっとも重いものやいちばんトラウマになっているものは、なかなか見えてこないということ、環状島として浮かび上がるというよりも、せいぜい幻の島影としておぼろげながら浮かび上がるしかない、ということだった。このことは、どれほど雄弁にみえる人においてもあてはまる。さらに言うなら、雄弁である場合というのは、それが本人にとっては二番手、三番手の問題だからであって（だからといってたいした問題ではないとか、社会的に重要な問題ではない、ということではない）、核心となるトラウマはそのそばに隠れていることが多い、という気づきも生まれたように思う。

これらの予想外の気づきは、いくつかのトラウマや差別が重なるときの状況、重層差別や複合差別といった問題についての思考を促してくれる。また、環状島とアイデンティティとの関係を考えるうえでも、重要な鍵となってくれるように思う。特に環状島の概念を複合的アイデンティティ論、そして脱アイデンティティ論へと接合する可能性が見えてくる。私は、複合的アイデンティティという捉え方をとても重要だと考えていて、それはクレオールといった思想への関心とも深くつながっていくのだが（宮地尚子「揺らぐアイデンティティ」『トラウマの医療人類学』、みすず書房所収）、環状島をめぐる思考とそれらを重ね合わせることができるとは思っていなかった。けれども、環状島の複数性に気づけば、複合的アイデンティティの議論との接合はもうそれほど難しくはないし、接合することで、発話におけるポジショナリティの議論にもつなげていくことができるように思う。そして、核心となるトラウマはいつも隠れていたり、幻の島影であることが多い、という気づきは、カムアウトとパッシングの問題、対人関係における「優しさ」の問題、そして「転向」や「翻身」の問題についてまで、思考を引き延ばしてくれそうな気がする。

環状島については、まだたとえば、〈波打ち際〉や〈尾根〉といった重要な地点で起きていることについて、じゅうぶんな説明がすんでいない、という思いが私の中には強くある。また、「加害者」はどこにいるのか、「敵」はどこに位置するのかということも論じられていない（8章で詳述するが、直接の加害者はゼロ地点の真上、間接的な加害者や傍観者は外海に位置する、と私は考えている）。だから、それらの描写と説明より先に、複数の環状島の関係や、環状島とアイデンティティ、そしてポジショナリティの問題について整理をすることが得策なのかはわからない。ただ晴野の手記から、すでに流れができているようにも思うので、このまますすめてみたい。

重層差別や複合差別

人はしばしばいくつもの傷つきを重ねている。差別にもいろんなものがあって、複数の差別に押しつぶされそうになっている人もいれば、マイノリティ同士が反目し合い、傷つけ合うこともある。上野は、「すべての被差別者の連帯」がそう簡単ではないという事実を指摘し、それを直視するために複合差別論を立ち上げている（上野千鶴子「複合差別論」、岩波講座現代社会学第15巻『差別と共生の社会学』一九九六所収、二〇三―二三二頁）。

彼女は、人種や階級などをめぐる反差別運動が内部では過酷な女性差別を行なってきたこと、中絶の権利を主張する女性運動が、生まれてくるかもしれない障害者の存在価値を否定してしまいかねないこと、内在化した障害者差別から解放されようとして女性差別に自らはまっていってしまった安積遊歩《あさかゆうほ》の苦闘の記録、アフリカ系アメリカ人やユダヤ人男性と国際結婚した日本人女性が経験する複雑な差別の位相などを、複数の差別の絡み合いの例として挙げる。そして、「単相差別」以外に、被差別者同士が差別をしあう「相互差別」、複数の差別がひとりの人に重なる「重層差別」、差別相互の関係にねじれや逆転のある「複合差別」、被差別者個人の「内部葛藤」という差別の形態があることを指摘する（上野の分類を多少改変した）。また、階級・性別・民族・障害という四つのカテゴリーをあげて、具体的にそれらの差別の組み合わせを、ひとつひとつ分析している。

環状島という概念は、傷ついた者同士が傷つけ合うのはなぜかという問いを含む点で、複合差別と関心が重なるが、このように二つ以上のイシューが含まれる現象にはうまく対応できないと、私は以前考えていた。たとえば「障害者差別」についての環状島と、「女性差別」についての環状島をそれぞれ描いて二重写しさせても、「女性障害者への差別」

の環状島が描けるわけではないからだ。ましてや、複数の差別がねじれ合う複合差別など、描きようがないと思ったのだ。

けれども、一人の人間の体験についても、一つの事件についても、多様なイシュー化のしかたが可能であり、複数の環状島が想定しうるならば、そのことを真正面から受け止めればいい。それぞれ個別に環状島を描いてみればいい。そう考えるようになってきた。「障害者差別」の環状島、「女性差別」の環状島、「女性障害者差別」の環状島、「障害児が生まれるかもしれないと言われ、産むかどうかの選択を迫られた女性の問題」の環状島、「選択中絶の自由のために抹殺される（もしくは抹殺されてしまったかもしれない）障害者の問題」の環状島、といった形で、それぞれ別に想定してみることに、なんの躊躇が必要だろう。

問題をどんどんずらしていってみてもいい。問題を細分化しながら捉えていったり、逆にどんどん包括的な、より大きな枠組みで問題を捉えてみてもいい。「すべての被差別」の環状島を想定してみてもいい。そうして地図帳のように、異なる環状島をずらっと並べてみればいい。並べたうえで、それぞれを比較分析してみればいい。それぞれにおいて自分の立ち位置がどこなのかを考え、自分と誰かとの関係性を考えてみればよい。そうするとそれぞれの問題を少しずつ相対化してみることができるのではないか。そう思うようになってきた。

複数の環状島を描くということ

では、複数の環状島を描くということは、どういうことだろうか？　あるできごとが起きたとき、一人の人が何かを経験したとき、それをイシュー化するあり方はいろいろある。まず、イシュー化の範囲を部分集合的にどんどん絞っていったり、逆にどんどん広げていくという同心円状での複数化がある（図8A）。セクシュアル・ハラスメントを例にとれば、それを性暴力、女性への暴力、女性差別、人権問題と広げていくこともできるし、職場でのセクシュアル・ハラスメント、零細企業でのセクシュアル・ハラスメント、小出版社でのセクシュアル・ハラスメント、というふうに絞っていくこともできる。大枠でイシューを捉えて環状島を想定すれば、その中での被害の重さを比較検討していくうちに、被害の程度が重いように見えていたのが、実は別の被害や傷つきを抱えていたのだとわかるかもしれない。

そうすれば、その別の被害について新たな環状島を想定してみることもできるだろう。二つの被害が重なったときの環状島を想定してみることもできるだろう。逆に小さい枠で

図８　複数のイシュー化のあり方

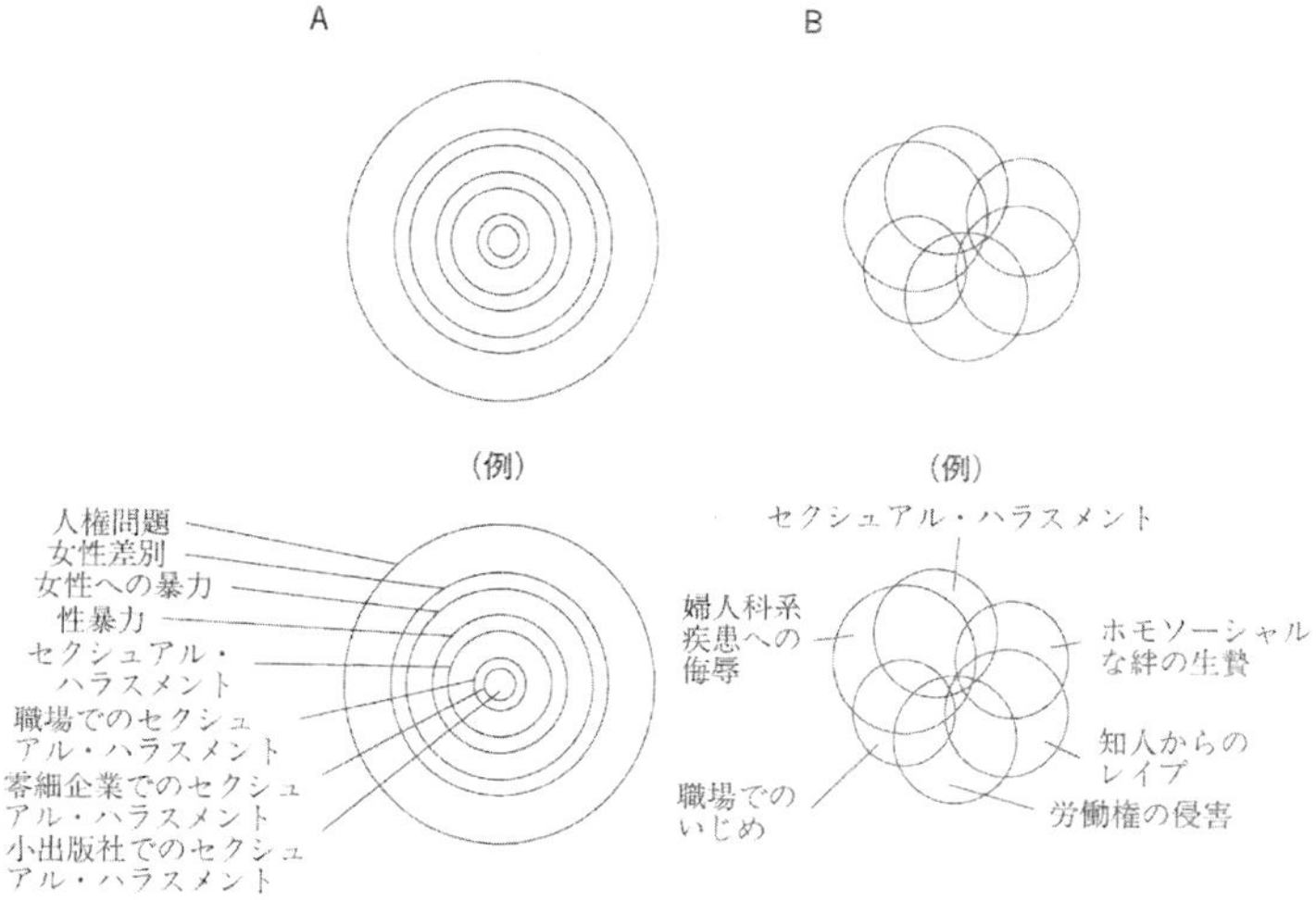
A
B
(例)
(例)
人権問題
女性差別
女性への暴力
性暴力
セクシュアル・ハラスメント
職場でのセクシュアル・ハラスメント
零細企業でのセクシュアル・ハラスメント
小出版社でのセクシュアル・ハラスメント
セクシュアル・ハラスメント
婦人科系疾患への侮辱
ホモソーシャルな絆の生贄
知人からのレイプ
職場でのいじめ
労働権の侵害

図９

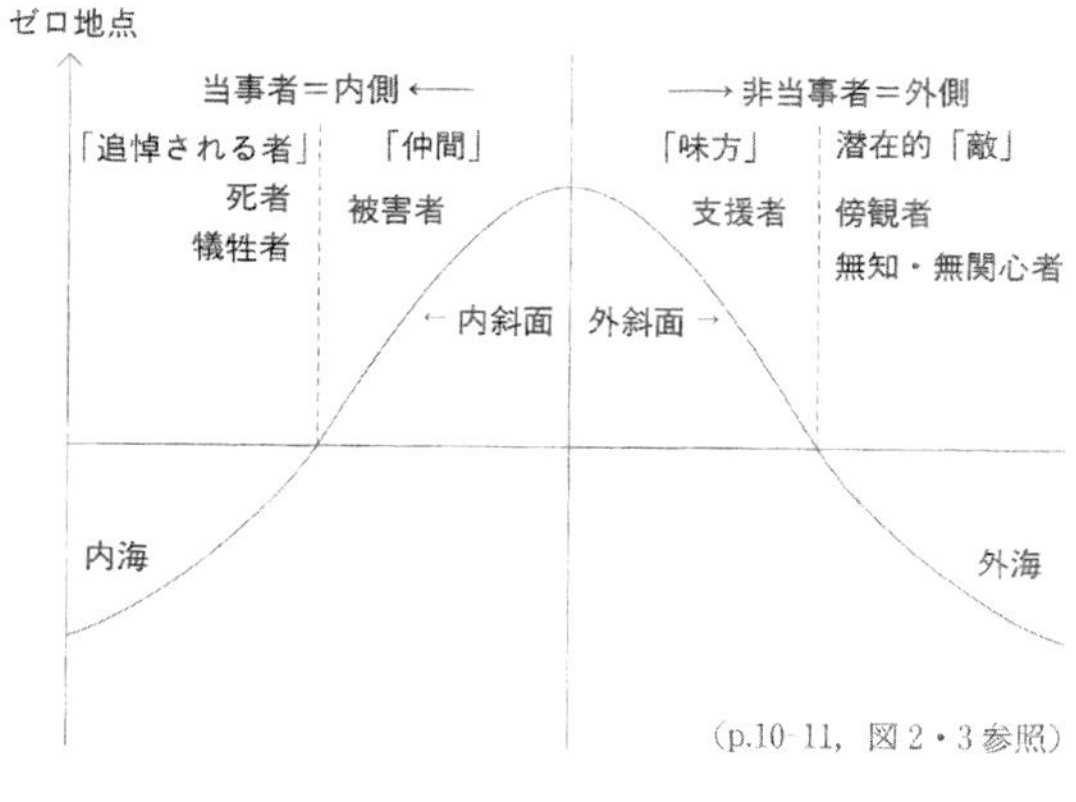
ゼロ地点
当事者＝内側 ←
→ 非当事者＝外側
「追悼される者」
死者
犠牲者
「仲間」
被害者
「味方」
支援者
潜在的「敵」
傍観者
無知・無関心者
← 内斜面
外斜面 →
内海
外海
(p.10-11, 図２・３参照)

イシューを捉えた場合は、より大枠の捉え方で環状島を描いたとき、そのイシューがどのあたりに位置するのかを考えればよい。

次に、少しずつずらしていく形での複数化もある（図8B）。「セクシュアル・ハラスメント」「知人からのレイプ」「ホモソーシャルな絆の生贄」「婦人科系疾患への侮辱」「労働権の侵害」「職場でのいじめ」といった捉え方はそれぞれ重なりをもちつつも、具体的な被害として含まれるもの、含まれないものが少しずつずれていくわけである。

いずれにせよ、それぞれのイシューにおける共通性と多様性をそぐことなく問題を捉えていくためには、常時こういった複数かつ柔軟な捉え方が有効であろう。複数の環状島を想定するとは、そういうことである。

ただ、複数の環状島を想定すると、誰が当事者で誰が非当事者なのか、誰が被害者で誰が支援者なのか、誰が味方で誰が敵なのかという認識が、環状島ごとに簡単に変わってしまうということが起きてくる。環状島を想定するということは、図式的にいうならば〈内斜面〉に当事者として自分の「仲間」を同定し、〈外斜面〉に支援をしてくれる「味方」を同定し、〈内海〉に自分よりも前に倒れて声を奪われた死者や犠牲者を追悼されるべき者として同定し、そして〈外海〉に傍観者や無関心・無知な者などの潜在的「敵」を想定するということである（図9）。

もちろん、私以外の人間が、これまで意識して何かの問題について環状島をイメージに描いて考えてきたわけではないから、これは私流の説明にすぎない。それでも人が何か自分にとって切実なイシューについて声を挙げようとするとき、そのイシューについて真剣に考えて発話や行動を起こすとき、その人は、誰が「仲間」なのか、誰が「味方」なのか、誰が（潜在的）「敵」なのか、誰が自分よりも悲惨で声を出せない当事者なのかを、どこかで推し量ることになるだろう。意識化の程度はさまざまだとしても、当事者が声をあげるとき、誰かに声を届けようとするとき、自分の周囲の人間を、そのイシューにひきつけて「仲間」なのか、「味方」なのか、「敵」なのかを改めて布置しなおす行為は、どうしても避けられないことのように思う。

このように単純に図式化してしまえば、イシュー化や問題設定のあり方が変わることで、「仲間」だったはずの者が簡単に潜在的「敵」に分類され直されたり、今まで「内側」だったはずの者が「外側」の人間とみなされるようになったりするのは、全然不思議なことではない。たとえば、「同じ」セクシュアル・ハラスメント被害者でも、零細企業でのセクシュアル・ハラスメント特有の問題について考えたいと思っている当事者にとって、福利厚生のしっかりした大企業でのセクシュアル・ハラスメント被害者は、「味方」にはなりえるかもしれないが「仲間」にはなりえず、零細企業特有の問題に理解も関心ももとうともしない被害者なら、簡単に「敵」と分類されてしまうだろう。

もう一例として、障害をもつ白人女性と、やはり障害をもつ被差別部落出身の日本人男性を考えてみてもいいだろう。「すべての被差別」および「障害者差別」の環状島においては、二人は同じ〈内斜面〉で「仲間」になるだろう。「部落差別」については、女性は〈外海〉の傍観者や潜在的「敵」になる可能性が高いが、「非当事者」であっても勉強して〈外斜面〉に立ち、「味方」になることはできるだろう。そして「女性差別」および「人種差別」については、それぞれが「被害当事者」と「非当事者」であり、「非当事者」のほうは日頃の言動によって「敵」か「味方」になる、つまり〈外海〉か〈外斜面〉に立つことになるだろう。このように、どの環状島かによって二人の立つ場所は変わり、いっしょに「当事者」になることも、「当事者」と「非当事者」になることも、(二人に直接関係のない問題については)いっしょに「非当事者」になることもあるわけである。またそれによって、相手との関係も、「仲間」になったり、「味方」になったり、「敵」になったりするわけである。

ここで注目しておくべきは、〈外斜面〉の人間は「味方」ではあるけれども、「内側」の人間ではない、「当事者」ではない、ということである。実際にはきれいに分けられないケースが多々出てくるとしても、あくまでも〈尾根〉より外は「非当事者」であり、「よそ者」である。つまり、「仲間」と「味方」は似ているようだが、「内側」と「外側」という意味では決定的な違いをもっている。

このように、内／外という分類と、味方／敵という分類がずれを起こす部分に、〈外斜面〉の人たち＝「味方」である支援者は位置している。この支援者のもつ、内／外、味方／敵という分類のずれはあまり一般に認知されておらず、そのための混乱や傷つきがひんぱんに起きているように私は思う。たとえば、今まで自分の「仲間」だと思っていた人間が、実はよそ者に「過ぎない」と気づいて、実際にはまだ「味方」であるにもかかわらず、裏切られ感を抱き、つながりを絶ってしまうということがよく起こる。逆に、何かの運動にかかわって内側に入れてもらえていたはずなのに、ある時点から急に自分が外側の人間のように扱われ、疎外感を感じて運動を去っていく、といったことも起きやすい。「よそ者」だけれど「味方」という立場にあること、それが〈外斜面〉に立つということであり、支援者の特徴であるということを、支援者自身も当事者も認識しておくことで、こういった不幸な例がかなり減るのではないだろうか。

重さ比べ

もう一つ、環状島を描く中で起きてくる重要なできごとは、同じ環状島に立つ者同士で、〈特に〈内斜面〉において〉被害や傷つきの程度が相互比較されるということである。すべての被差別者の連帯を思い描くために、「すべての被差別」の環状島を想定するとしよう。みんなが同じ程度の傷つき方をしているのであれば、ケーキ型の島が浮かび上がって、「みんな平等です。いっしょにがんばりましょう」ということになるだろう。けれども現実には、差別の種類によって、そこからもたらされる生きがたさの程度は〈もちろん個人差のほうが大きいが、今はそれをとりあえず無視するなら〉大きく異なる。差別の種類による生きがたさの違いは、質的な違いのほうが大きいわけだが、それでも人は被害の重さを比べあい、生きがたさの重さを比べあうことをやめられないだろう。法的救済などの場面においても、究極的には被害の重さを、補償金の金額という一元的なものさしによって算定するしかないのが現状である。話がそれるが、被害事実がなかなか認知されず苦しい闘いを迫られている状況では一致団結していたのに、被害が認められ、補償や和解のプロセスが始まって客観的には闘いが楽になってきた頃に、しばしば運動体が分裂しそうになるのも、この内部での被害の重さ比べとそれへの補償金による序列化の問題が関与しているように思う。

さきほどの、障害をもつ白人女性と、やはり障害をもつ被差別部落出身の日本人男性を例にとれば、「すべての被差別」においても「障害者差別」においても、環状島の上で二人は同じ「仲間」として〈内斜面〉に立つ。けれど、いっしょに過ごすうちに、どちらのほうがより重い生きがたさを抱えているのかを比べ合うことが起きるだろう。自分のほうが「普通」なんだ、自分の障害のほうがましなんだ、と軽く見積もろうとすることもあるかもしれないし、自分の障害のほうが重いからニーズが優先されて当然なんだ、と重く見積もろうとすることもあるかもしれない。周囲の人も、どちらがより大変なのかを比較して、どちらのニーズを優先するか、二人の間でケンカが起きたらどちらに同情するかを考えるだろう。男性の場合は、「部落差別」の重荷も背負っているという「重層差別」の状況も考慮されるかもしれない。

けれども、女性が障害以外の重荷を背負っていないと誰が言いきれるだろう。障害のために子供を産んではいけないと彼女が思いこまされていたら？　障害は過去に先祖が犯した罪の結果であるとみなすような特定の宗教に属していたら？　もちろんどんな事情が隠れているかわからないという点では、男性も同様である。

どの人の被害や生きがたさがより重いかという重さ比べは簡単ではない。けれどもそれを避けることもできない。私たちはどうしても重さ比べをしてしまうのだ。その事実を認識しておくことがまず必要であろう。そして比較の中で、質的に異なるものがそこに加わっていることがわかれば、それを込みで重さを測ると同時に、別の環状島をうち立ててみる。それらを「分派行為」とみなしたり、どちらかを選ぶよう迫るといったことは避ける。また、うかがい知れぬ事情が隠れている可能性をつねに想定しておく。こうして、つねに複数の捉え方に開いておくことこそが重要だと思われる。

複合的アイデンティティ

一つの事件や一人の人の体験についても、いくつもの異なるイシュー化のあり方があり、同時に複数の異なった環状島を想定することができること。そして、ある環状島においては被害当事者同士だった人が、別の環状島を想定すれば、被害当事者と支援者になったり、被害者と潜在的敵になったり、潜在的敵と被害者が逆転するなど、二人の位置関係が簡単に、かつドラスティックに変わりうるということ。環状島の上ではつねに被害や生きがたさの重さ比べが起きてしまうこと。これらのことを冷静に、また丁寧に考えていくうえで欠かせない概念がある。それが「複合的アイデンティティ」という捉え方である。

複合的アイデンティティとは、ひとりの人間がさまざまな属性や帰属集団、さまざまな役割をもっていて、アイデンティティを一つにくくることはできない、という捉え方である。人は皆、いくつもの集団に帰属し、同時にさまざまな役割を担っている。現代社会においては、帰属集団や役割の多層性も増し、場面場面で自分が異なるふるまいをせざるをえない状況が常態化している。そのため、アイデンティティを単一のものではなく、ときには矛盾し、葛藤し合う役割の束のような複合的なものとして捉えたほうが、現実に起きていることも理解しやすい。特に民族・階級・ジェンダーなどの要素が複雑に絡み合うポスト・コロニアルな状況におかれたマイノリティにとって、役割葛藤や矛盾はさし迫ったものであることが多く、複合的アイデンティティという捉え方は不可欠なものになってきている。

さきほどのカップルの例をふたたび出すなら、障害者、被差別部落出身者、白人、日本人、女性、男性というアイデンティティが出てきた。それだけでもアイデンティティが複合的なものであることがわかるが、それ以外にも宗教、居住地などいろいろな要素が加わってくる。けれどもそのうちのどれかによってのみアイデンティティをもたされるとしたら、それぞれの人間としてのありようも、二人の関係性のありようも、硬直したものになってしまうだろう。そして個人の中でたびたび大きな引き裂かれを経験することになるだろう。

複合的アイデンティティの優れた論者、鄭暎恵《チョンヨンヘ》は、「民族」内にある差別の問題をとりあげ、「在日朝鮮人」のコミュニティの中で、女性や子どもへの家父長的な暴力が黙認されてきたことを指摘する。そして「在日朝鮮人」の女性や「子ども」(二世たち)が解放されるには、日本社会にはびこる民族差別からの解放だけでなく、「暴君〈父〉」によって支配されてきた〈家〉や〈民族〉からの解放」も必要だったと述べている(鄭暎恵「アイデンティティを超えて」、岩波講座現代社会学第15巻『差別と共生の社会学』一九九六所収、一―三三頁、または『〈民が代〉斉唱』岩波書店、二〇〇三所収)。これは「在日朝鮮人差別」という環状島があまりに強固で、ジェンダーや世代による個別の環状島を浮き上がらせることが最近まで困難であったことを示しているように思う。

また、鄭は、単一的なアイデンティティの捉え方が、「混血」の人たちや帰化した人たち、「祖国」の記憶もなく、ハングルも話せない二世や三世など、「どっちつかず」の人間に必要以上のアイデンティティ・クライシスをもたらしやすいことも指摘する。差別が激しく、それに対する抵抗運動が厳しいほど「在日朝鮮人差別」という環状島は強固になる。それだけに〈内斜面〉にいるのか、〈外斜面〉にいるのかはっきりしない「どっちつかず」の人間は、「本当はどちらの人間なのか」とつねに詮索され、うさんくさい目で見られるだろう。本人も、「自分は何者なのか」「どこにいるべきか」「どちら側にいるべきか」につねに悩まされるだろう。けれども、アイデンティティを複合的なものと捉えれば、いろんなものが混ざり合った「どっちつかず」の自分をそのまま受け入れやすくなる。鄭はこのことを、「純血でない自分を受け入れる」「自分の中にある不純性、多元性、複合性、混沌性、外部との連続性、つまり無境界性を引き受けうる」「不純な「日本人」となる」という言い方で表現している。

一方、ポスト・コロニアルな状況から現れた流れとして、一見マイノリティの権利を尊重するような多文化主義の政治がある。そこではマイノリティがマイノリティとして語ることが保証されるようになる半面、マイノリティがマイノリティとしてしか語れないという皮肉も生まれる。マイノリティが自分の声を挙げようとするとき、それが成功すればするほど、その声は外部に対して「代表性」をもたされてしまいかねない。そして毎回会議のたびにマイノリティの「代表者」として呼び出され、結果として他のマイノリティ・メンバーの声を抑圧してしまったり、「マイノリティの声をちゃんと聴きました」というマジョリティのアリバイにも使われてしまう。こうしてマジョリティからマイノリティの代表として祭り上げられた人間を「許可証的《トークン》マイノリティ」という。誰がマイノリティの代表なのかを決める権限は、あくまでもマジョリティの側がもっており、マイノリティを定義するのはマジョリティであるという構造は温存されている。

このような「許可証的《トークン》マイノリティ」に祭り上げられる可能性に対抗するために、鄭はスピヴァックを引用しつつ、以下のことを主張する。マイノリティに属する人間が、マジョリティとの二項対立で自分のアイデンティティを打ち立てないこと。マイノリティ同士の間の差異についても語り、ステレオタイプ化を許さないこと。そしてマイノリティとしてマジョリティに向かって語らないこと。マイノリティはマイノリティに向かってこそ、おおいに語るべきであり、マイノリティとして括られた者同士の間にもある〈差異〉を浮き彫りにしていくこと（二六頁）。これはまさに、「在日朝鮮人」という環状島だけではなく、マイノリティ同士の間で差異を生むさまざまな事柄についても環状島を想定し、声を挙げてみるということであり、そういった差異を「あってはいけないもの」としてごまかすのではなく、多様性や豊かさのもととして取り扱うということであろう。

鄭は「マイノリティ間の差異を浮き彫りにすることは、差別によって埋もれた〈自己〉を発掘していくことでもある」と指摘している。ここで発掘すべき「差別によって埋もれた〈自己〉」とは、被差別者である「在日朝鮮人」としての自己アイデンティティだけではないだろう。被差別集団内部でのさらなる抑圧によって「埋もれた〈自己〉」も発掘されるべきだし、差別に巻き込まれなければもっと自由に探索できたであろう多様な可能性をもつ自己も発掘されるべきである。そう彼女は言おうとしているように思う。

さらに鄭は、被差別者が、その差別を告発するのは、差別をなくす責任を一手に引き受けたからではなく、差別を自ら内面化しないための自分に対する義務だからであると述べる。差別告発のために自己を犠牲にするのではなく、自己を取り戻すために差別を告発するのだという基本線の確認。私はここに、晴野がしようとしてきたこととの重なりを見る。

彼女が自分の声を挙げようとしたのは、セクシュアル・ハラスメントの被害者代表になるためではなかった。セクシュアル・ハラスメントによって傷つき埋もれた自己を取り戻すために立ち上がったのだ。けれども、セクシュアル・ハラスメントという言葉が多くの人々の関心を惹きつけ、環状島を浮き上がらせるのに成功すればするほど、彼女は「被害者代表」「理想の原告」として、「差別をなくす責任を一手に引き受け」なくてはいけないと無理をしてしまう。しかし、やがて彼女は支援者たちとの差異に気づき、差異を見すえざるをえなくなる。その苦しいプロセスを通して、彼女は自分自身がこれまで内面化してきた差別や偏見をもひとつひとつ洗い流し、「埋もれた自己」をさらにいくつも発掘していったのではないだろうか。そこで発掘された自己とはけっして、「純粋な被害者」＝「理想の原告」ではない。矛盾も弱さも割り切れなさも抱えた、複雑で多面的な、いわば「灰色の領域」を抱えた人間である。しかし生身の大人で真っ白な人間などいるだろうか。真摯に自己に向かえば、それは必ず灰色の領域をもつものとして現れてくるのではないか。そういう「ありのまま」の自分を発掘し、肯定することで、彼女はようやく永松や安岡の傷に少しずつ向き合えるようになっていったのではないだろうか。

彼女の手記のタイトル、『さらば、原告A子』はその点でも示唆的である。自分に与えられた「セクシュアル・ハラスメントの被害者代表」というアイデンティティを、唯一で永続的なものとすることを彼女は拒否した。それは、たとえ自分が作り上げた環状島であっても、そこに自分がいつまでもとどまりつづける必要はない、という確認でもある。まるでそれに呼応するように、鄭は言う。「口火を切った、告発を「終えた」被差別者が、闘いの「前線」を離れたからと言って、誰が彼/女を非難できるだろう」と（二八頁）。晴野は、今後も被害者の相談に乗ったり、応援することはあるかもしれないが、「支援の会会員」にはならないと書いている。また、事件後、結婚したことなども明かし、セクシュアル・ハラスメント被害者に対するステレオタイプな思いこみについても、やんわりと批判をしている。

おそらく環状島を浮き上がらせることに成功したり、環状島の上で雄弁に発話をして注目を浴びた人ほど、環状島がもたらすアイデンティティを相対化し、そこから身を剝がすのは難しい。「許可証《トークン》的マイノリティ」の罠も、環状島の上で雄弁に発話しうる、マイノリティの中でも意識の高い若者や優秀な学生を特に襲いやすいだろう。まじめで良心的であろうとすればするほど、自分に与えられた課題を一身に背負おうとして、単一的なアイデンティティに呑み込まれて苦しむかもしれない（ポスト・コロニアリズム研究者の中には、こういった記憶を背負っている人が少なくないような印象を受けるが、気のせいだろうか？）民族教育や同和教育がこれまで、こういった重荷を若者たちに背負わせてきてしまったのはしかたない部分もあるが、それはやはり当の若者たちにとっては酷だったのではないかと私は思う。マイノリティだからこそ、生きる上での豊かさや柔軟さ、安心感を得るために、自分が何者かを考えなくていい、「存在証明」から解放された時間や空間を保証されることが必要だと思う（宮地尚子「支配としてのDV――個的領域のありか」『現代思想』二〇〇五年十月号、一二二―一三三頁）。そして、複合的で「不純」な自己であることに、罪悪感を負わされないですむことが必要なように思う。そういう方向性をもつためにも、複合的アイデンティティという概念は非常に重要である。

6 脱アイデンティティとアイデンティフィケーション

……アイデンティティとは同一化の過程、つまり、ここにあるこれはあれと同じであるとか、この点に関して私たちは同じだとかをいい表す過程を意味ないし含意している。しかし、フェミニズムや精神分析における同一化の議論全体から学んだことは、その同一化の構造が常に二律背反を通じて構成されている程度である。常に二律背反の分裂によって、それは構成されている。あるものとその他のものとの間の分裂である。その他のものを世界の別の側に追い出そうとすることは、常に愛と欲望の関係によっていっそうひどくなる。この言語は、自己とはまったく異なる、いわゆる他者の言語とは別のものである。

これはある人の内部に属する他者である。これはその人の立場からしかわからない他者である。これは他者の目に刻まれたような自己である。そしてこうした見方が、外部と内部、構成員と非構成員、その歴史に記述されている人々と、その歴史に依存するものの歴史を語ることのできない人々、これらの間にある境界を打破する。語られるものの間にある語られることのない沈黙、それこそが歴史全体に到達する唯一の道である。語られうるものと並んで、これまで歴史に登場しなかったものとその沈黙を取り上げること以外に歴史はない。語られうるものはすべて、これまで聞かれず、まだ語られえない膨大な声を基盤にしている。

（スチュアート・ホール「新旧のアイデンティティ、新旧のエスニシティ」、A・D・キング編／山中弘・安藤充・保呂篤彦訳『文化とグローバル化』所収、玉川大学出版部、一九九九、七五―七六頁）

脱アイデンティティ論

重層差別や複合差別という捉え方や、複合的アイデンティティという概念をもちいて、複数の環状島を描くことの意味や意義について考えてきた。

複合的アイデンティティ論をもう少しつき進めた議論として、脱アイデンティティ論がある。上野は、アイデンティティ概念の言説の歴史をたどりながら、エリクソンらによって作られたアイデンティティ概念が、規範的で保守的な性格をもっていることを指摘する。そこでは個人的同一性（わたしとは何者であるかをめぐるわたし自身の観念）と社会的に与えられる同一性（わたしとは誰であるかと他者が考えているとわたしが想定するわたしについての概念）とが一致することが望ましく、一致することでアイデンティティの統合や安定が得られるとみなされているからである。また、「（統合された安定的な）アイデンティティを獲得するべきだ」として「存在証明」を強迫的に求められるのは、「支配権力の側ではなく支配権力から少数者としてカテゴリーされる側」であり、アイデンティティ理論の革新の努力は「宿命としてこの強いられた同一性から逃れたい、または逃れる必要があると考える、（少数派の）人々によってこそ担われた」と、上野は述べる。そして、アイデンティティの構築性や遂行性、複合性や多元性、変容性、内部矛盾性に焦点を当てた、バーガーやゴフマン、ラカンやバトラー、ホールらによる議論を紹介する（上野千鶴子「脱アイデンティティの理論」、上野千鶴子編『脱アイデンティティ』勁草書房、二〇〇五所収、一―四一頁）。

上野は、従来のアイデンティティという概念が強調しがちである本質性や、規範として押しつけがちである安定性や単一性に対抗し、脱アイデンティティへの敷石として、アイデンティティの構築性、変容、多元性という動的な過程を重視している（前掲二〇頁、および上野千鶴子「脱アイデンティティの戦略」、前掲書所収、二八九―三二一頁）。アイデンティティとは、作られてきたものであり、変わっていくものであり、お互い葛藤し合ったり矛盾し合う雑多な要素からその時々で立ち上がってくるようなものであるということの確認。

私は、このアイデンティティ（同一性）の構築性、変容性、多元性という三点を、アイデンティフィケーション（同一化）の「投企性」「暫定性」「部分性」というふうに捉え直して、環状島論と接合させてみたい。簡単にアイデンティティの桎梏から脱することはできないとは思うものの、動的なプロセスに注目を向けることで、より柔軟で広がった選択肢の中からのアイデンティフィケーションが可能なように思うからだ。環状島も、できあがった形より、人がどうやって何者かに同一化し、環状島が浮かび上がっていくのかという「進行中」の様子のほうが重要であると思うからだ。

ちなみに、スチュアート・ホールは、アイデンティティという事後的に構築された概念を、アイデンティフィケーションという概念へさしもどし、「進行中」の過程に注目しようとしている。本質主義的なアイデンティティの政治をも放棄せず、同時に構築主義的な「差異による生きたアイデンティティの政治」がローカルな流動的コミュニティにおいて必要であると主張する彼の思考に、ここでの議論は強い親和性をもっているのではないか。

第一に、「投企性」とは、自分をそこに投げ込む、誰々になる、誰々として話すという一種の「選択」である。環状島が浮かび上がっていくプロセスの中では、この投企性が重要な役割を果たす。それは積極的な選択ではないかもしれない。やむをえず引き受けたものであったり、どうしても逃れようがなくてあきらめて受け入れたものかもしれない。追いつめられて、「窮鼠猫を噛む」という状態で始めてしまったことかもしれない。それでも、どこかの瞬間にそういう自分を引き受ける契機が生まれる。何かの被害に遭い、トラウマを負った後、その傷つきを「〇〇の被害者」として声に出す瞬間。何かをイシュー化しようとして、発話する瞬間。仲間を捜し求める瞬間。呼びかけられたと感じて、仲間や味方として運動に加わる瞬間。今までよく知らなかった誰かと、手をつないで環を作っていく瞬間。

すでに分析したように、晴野まゆみはなりたくてセクシュアル・ハラスメントの被害者になったわけではない。けれども、ある時点でセクシュアル・ハラスメント被害者としての自分を引き受け、そこに自分を投げ込み、そうすることで環状島を浮き上がらせていった。支援者たちにしても、「自分もそうだった」「自分もそうなっていたかもしれない」という切実な思いをもって集まってきた。そして、ある種の同一性に、ここでは「セクシュアル・ハラスメント被害」という「投企的カテゴリー」に、自分を投げ込んだわけである。

私は、この「投企」という言葉を、千田のポジショナリティ論から得た（千田有紀「アイデンティティとポジショナリティ」前掲書所収、二六七―二八七頁）。後述するとおり、ポジショナリティが問われる問題としてFGM（Female Genital Mutilation または Female Genital Surgery：女性性器切除、女子割礼とも呼ばれる）の議論があるが、そこで千田は「同じ女」という「投企的カテゴリー」のもつ価値を丁寧にすくい上げている。これは、環状島論における、「いくつもの環状島を浮き上がらせてみる」という戦略、「同じ女」と括りうるような大きな環状島（つまり「女性差別」や「女性への暴力」をめぐる環状島）を浮き上がらせることは、より個別的なイシューについて環状島を浮き上がらせることとけっして矛盾するものではなく、むしろ同時に浮き上がらせてみることに意味があるという私の主張と重なるように思う。

次に「暫定性」である。「〇〇の被害者として」語ることは、一時的に強力なアイデンティティをもたらす。けれども、それを永続的なものにする必要はない。環状島は固定したものではない。だんだん立ち上がり、大きくなるとしても、やがてまた小さくなって消えていくかもしれない。島そのものは続いても人は交替していくかもしれない。〈重力〉や〈風〉に抗しきれず、〈内海〉や〈外海〉に沈んでいく人もいるだろう。〈外斜面〉にいるのに、被害者と一緒に二次被害を受けて、〈内斜面〉に転がってくる人もいるだろう。自分の中での相対化が進んで、〈内斜面〉から〈外斜面〉に移る人もいるだろう。

たとえば近親姦の被害者であり、セラピストとしてサバイバーの回復のための本を書いているローラ・デイヴィスは、自分がだんだん近親姦の問題について考えなくなっていることに、ある日ふっと気づく。むりやり忘れ去ったわけではなく、自分の中でその問題の重要性が下がって、生活に影響を及ぼさなくなってきたことに、自分で驚くのだ（Laura Davis, *I Thought We'd Never Speak Again : The Road from Estrangement to Reconciliation*, Vermilion 2002）。それこそまさに「回復」ということであり、〈内斜面〉から〈外斜面〉への移動は困難ではあっても、けっして不可能ではないのだ。

ある人が一時期はそこにいて、やがて立ち去る。別の人が現れ、また立ち去る。同じ場所に居つづける義務は誰にもない、すでに許可証的《トークン》マイノリティの議論で鄭《チョン》が主張したように（鄭暎惠「アイデンティティを超えて」、岩波講座現代社会学第15巻『差別と共生の社会学』一九九六所収、一―三三ページ、または『〈民が代〉斉唱』岩波書店、二〇〇三所収）。そして晴野が自分の浮き上がらせた環状島から立ち去ったように。たとえ一時期は雄弁な「代表者」であったとしても、アイデンティフィケーションはあくまでも暫定的なものでよいのだ。人は変わっていくものだし、人と人との関係も変わっていく。それはけっして悪いことではないはずだ。最初に声を挙げた被害者であろうと、他の被害者や支援者であろうと、誰も環状島に縛り付けられるべきではない。

ただし、ここであえて付け加えておくならば、構築性を変容性に結びつけることについては留保が必要だと私は考えている。環状島を立ち去るということは、その人が簡単に変われるということではない。人間はそれほど器用に変わることはできない。

「作りあげられたものなのだから、変えることができるはず」という議論はよく用いられるし、社会構築主義が戦略的に用いられるゆえんでもある。しかし、現実には必ずしもそうとは言えず、特に科学技術の発達した現在においては、逆のことも少なくない。たとえば「性同一性障害」の治療が、本人の（社会構築的なはずの）ジェンダー・アイデンティティよりも（本質的なはずの）身体を変える方向に向かっているのは、まさにそのせいであろう。長い時間をかけて資源やエネルギーが投入され、構築され、自己の一部として習慣化・内面化されてしまったものこそ変わりにくいのであり、技術によって身体を変えるほうがよほど簡単なのである。

もちろん、困難であるということは不可能であるということではない。可能性について議論するときと、実際にそれがどれだけ困難であるかの議論は別にされるべきである。可能だとまず思ってみなければ道は開けない。そこに社会構築論の貢献はあったはずである。ただ、脱アイデンティティ論が「人間は簡単に変われるはずだ」という安易な主張にすり替えられてしまうなら、それは、自分のおかれた場所から逃げられず、簡単に変わることができないマイノリティへのさらなる暴力にもなりかねない。

第三に、「部分性」である。何かに向かって団結して闘う。誰かと一緒に闘う。仲間を作る。けれど仲間だからといって、お互い百パーセント同じである必要はない。そんなことはそもそも不可能である。同じ被害であっても重さは違うだろうし、そのほかに抱えている傷や生活の負担も異なる。階級や性別、民族性などの属性も普通違う。「何か共通点をもっているから、今はそれに関して一緒に闘いましょう」でいい。差異もじゅうぶん受けとめながら、「でもこの点については譲れないよね」という共通点において、部分的同一化をすればいいだけのことなのだ。当事者から非当事者に対しても、非当事者から当事者に対しても、そして当事者同士であっても、全面的な同一化をしようとしてはならない。全面的な同一化を期待したり、要求してもならない。あくまでも部分的な同一化に留まり、肩の力を抜いて、万能感にも無力感にも支配されないこと。それはとても健全な人間関係のあり方のように思える。互いの差異を認め合い、尊重しながらも、つながりあう。古いタイプの運動のあり方からの脱却ともいえるかもしれない。

もちろん、被害の種類によっては、圧倒的なアイデンティティを押しつけてくるものもあるだろう。原爆被害のような心身への侵襲が多大なものや、植民地化や国籍剝奪など居住や生存にかかわるもの、人種差別、民族差別、部落差別など生活を圧倒的に左右するもの、障害者差別、性差別などほぼ永続的に異なる扱いを受けつづけるものを、アイデンティティの大きな核とせずにすむことは難しい。

このように永続的で強固なアイデンティティを押しつけられるということ、一つの環状島の内側に縛りつけられつづけること自体が、被害そのものだということもできるだろう。けれども、どんな差別や被害を受けていたとしても、それがその人のすべてではない。他の側面や他の属性をもたない者はいない。「同じ被害者」「同じ被差別者」の中にも多様な人がいるし、一人の人間は被害以外の世界をも生きている。

また、すでに述べてきたように、追いつめられ、これ以上引くに引けないような困難な闘いを強いられているとき、これまでさまざまな裏切りや切り崩し作戦によって仲間の脱落を経験してきた場合などは、「部分的同一化」はあまりに頼りなく、あまりに危険性の高いものに感じられるかもしれない。「スパイ」が入り込んで内部工作が行なわれる可能性、良いとこ取りの気まぐれな支援者に振り回される可能性、いろんな人が集まり凝集力が弱まって内部崩壊していく可能性などを心配するのは当然であろう。

けれども追いつめられているからこそ、その切迫感を支配・被支配の関係や、共依存の関係に転化させてしまわないようにする努力はつねに必要である。「部分的同一化」は確かに頼りないが、全面的同一化がもたらす仮の安全感覚のほうが、あまりにも多くのものを覆い隠し、長期的にはより危険であると私には思える。

「一部圧倒性」と「一部了解不能性」

アイデンティフィケーションの「投企性」「暫定性」「部分性」について説明してきたが、ここで環状島論への接合にあたって、さらに二つ付け加えたい。「一部圧倒性」と「一部了解不能性」である。どちらも私の造語でこなれないが、ご寛恕いただきたい。

「一部圧倒性」は、トラウマがもたらす衝撃と、そこからくる同一化の圧倒性や「強度」

を示すものである。「自分もそうだった」「自分もそうなっていたかもしれない」という切実な思い、その奥にはしばしばその人が隠し持ってきたトラウマがある。「投企」に向かう、同一化の瞬間の切実さや圧倒的な確信、そういった〈強度〉をトラウマはもたらす。けれども、〈強度〉と全面的な同一化とは異なるものであるし、きちんと区別されるべきものである。どれほど同一化の瞬間が圧倒的なものであっても、それだけで自己が成り立つわけではないし、他者が成り立つわけでもない。

逆に言えば、部分的同一化とは、「自分もそうだった」とか、「自分もそうなっていたかもしれない」といった同一化の瞬間の切実さや確信、つまり同一化の圧倒性や〈強度〉を否定するものではない。「部分的でしかない」としても、だから「いいかげん」なわけではないのだ。感性や身体レベルで、誰かと激しく同一性を感じること、そのこと自体が否定されるべきではない。そういう瞬間をもつからこそ、人と人はつながりあう。人が人に呼びかけ、それに応答しあうとき、〈強度〉は大きなエネルギーとなる。他者を他者として認識し、全面的な同一化を避けながらも、〈強度〉を肯定しつづけること。「一部圧倒性」という認識は、そのことを可能にするだろう。

「一部了解不能性」とは、アイデンティフィケーションの過程において、他者から見ても本人にとっても了解不能なものが残るということ、ただしそれはすべてを了解不能にするのではなく、あくまでも一部であることを示している。環状島が浮かび上がるとき、なぜ「自分もそうだった」とか、「自分もそうなっていたかもしれない」とアイデンティファイするのか、当の本人にさえ理由がわからないことは少なくない。同一化への思いが強く、その圧倒性に突き動かされるときほど、ますますその理由がわからないかもしれない。

想起されないでいる記憶。回避された過去。解離されたアイデンティティ。死者や犠牲者からの呼びかけ。環状島においては、つねに〈内海〉という表象や接近の困難な領域が存在する。また「幻の島影」のように今は見えないけれどもありえた／ありえるかもしれない環状島も存在する。このような、本人にも他人にも了解不可能だけれども作用を及ぼしつづける存在をつねに意識しつづけるための概念が、「一部了解不能性」である。すべてのアイデンティフィケーションの過程が言語や文化で説明・了解可能であるかのように薄っぺらな議論に、社会構築主義にもとづいた脱アイデンティティ論がならないためにも、「一部了解不能性」という概念は重要であると思う。いずれ、この点はパッシングとの関係でも論じたい（第10章二〇九頁以後を参照）。ちなみに、ラカン派のベルシーはジュディス・バトラーの思想が「文化の限界に対する不安を無視することによって守られている」と批判しており、このあたりと関係しているように思う（キャサリン・ベルシー／高桑陽子訳『文化と現実界』青土社、二〇〇六）。その批判が的を射ているかどうかは別にして、だが。

そもそも私が、複合的アイデンティティ論や脱アイデンティティ論を大切に思うのは、トラウマが多くの場合、個人のアイデンティティに深い亀裂をもたらすものだからである。そういう意味でトラウマと複合的アイデンティティには親和性がある。もちろん誰でも、多くの属性をもち、多くの役割をもち、多くの所属集団をもつという意味での複合的アイデンティティをもっている。けれども、トラウマはもう少し深いレベルで、アイデンティティの複数性をもたらす。

たとえば、子どもを目の前で亡くした親や、レイプにあった被害者は、しばしば「そこだけ時間が止まっている」「そこだけが凍り付いている」と述べ、日常の生活を淡々とこなしている自分とは別に、その時間に留まりつづけている自分がいるという感覚をもつ。その時間に留まりつづけている自分は日頃は隠れていて、関連するなにかに触れなければ出てこない。また触れずにすむよう、関連するものを意識的無意識的に回避しつづける。そのことをあまりに頭の隅に追いやっているため、本人自身、日頃はその存在を忘れ去っているかもしれない。

けれども、些細なことが誘因になって、思いがけなくそのときの自分に引き戻されることがある。瞬間解凍される記憶や感覚。PTSDの再体験症状といわれるものだが、フラッシュバックが起きている最中は、すっかりそのときの自分に戻っており、そのときのアイデンティティが圧倒的なものとなっている。またそのときは、他者とも事件時の関係性に即した形でしか反応できない。レイプ被害直後に家族から自分の落ち度を責められたとしたら、引き戻されたときも家族は「自分を責める人」として圧倒的に迫ってくるだろう。またそのとき、男性なら誰でも加害者だと被害者が認識してしまうといった過剰な「一般化」（generalization）も起きやすい。ただ、それはけっしてその人のアイデンティティがトラウマによって、すべて、永続的に支配される、ということではない。ある時期やある関係性において、それがどれほど圧倒的なものとして迫ってこようと、アイデンティティの百パーセントを占めるわけではない。それどころか、再体験症状が終われば、そのときの自分を日常の自分のアイデンティティから切り離してしまい、健忘していることもある。それが極端な場合は、「解離性障害」と診断されるかもしれない。日常をやり過ごしながら、なんとか生きていけるのは、こういった切り離しや健忘といった、トラウマが全面性を帯びないための心的装置のおかげでもありうる。「一部圧倒性」と「一部了解不能性」は、このトラウマの性質をなんとか伝えたいための造語である。

「四分の一」在日韓国人である作家の故・鷺沢萠は、韓国留学生活の中で、ある韓国人の行為から、自分の父のことがずっと理解できたように感じ、「血」というものは絶対に「ある」という確信を得た瞬間のことを記している。同時に彼女は、その確信について、

「オカルトめいてしまって、わたしとしても不本意」であると、相対化しようとする。そのうえで「これくらいのオカルトを信じることを、自分に許してやりたい」と、再び相対化を相対化している（鷺沢萠『ケナリも花、サクラも花』新潮文庫、一九九七、および平田由美「非・決定のアイデンティティ」、前掲『脱アイデンティティ』所収、一六七―一九八頁）。

鄭暎惠も火葬に付された祖父の遺骨の納められた墓を見るたびに、「彼の無念さ」を痛いほどに感じる。そして、自分は東京で生まれ育ち、済州島《チェジュ》では土葬しかなかったことさえ知らなかったのに、なぜこれほどまでに胸が痛くなるのだろうか、この感性はいったいどこからきたものなのか、と自問する（鄭暎惠「言語化されずに身体化された記憶と、複合的アイデンティティ」、前掲書所収、一九九―二三五頁）。

鷺沢も鄭も、「一部圧倒性」と「一部了解不能性」を抱えている。そして、オカルトめいた確信や、胸の痛みをどこか不思議に思いながらも、自分の中でいったん肯定する。けれどもそれを絶対化するのではなく、行ったり来たりの逡巡や自問を繰り返す。そこには〈強度〉はあるが、全面的同一化はない。彼女たちは、投企的に、暫定的に、部分的に「父」への同一化を行なっている。〈強度〉を保ちながらの暫定的で部分的な同一化。そこに自分を投企すること。それは困難だが、大きな広がりとつながりをもたらす姿勢であると思う。

7　ポジショナリティの問いかけ

また、世界中の少数民族が互いに衝突するとき、そのほうが主流派と直接衝突するよりも安全であることを思い出してほしい。主流派と直接衝突することは、槍を空に投げて突き刺そうとするようなものである。

（アーノルド・ミンデル／永沢哲監修・青木聡訳『紛争の心理学――融合の炎のワーク』講談社現代新書、二〇〇一、一七六頁）

ポジショナリティをめぐる議論

あなたは何者として語るのかというアイデンティティの政治に加え、ポスト・コロニアルな状況でしばしば問題になり、激しい感情をまじえた論争になるのが、ある問題を、誰が、どんな立ち位置から、誰に向かって語るのか、というポジショナリティの問題である。FGM（Female Genital Mutilation または Female Genital Surgery：女性性器切除、女子割礼とも呼ばれる）や元従軍「慰安婦」問題をめぐって行なわれた議論は記憶に新しい。また、沖縄の基地問題などを考える際にもしばしば発話者のポジショナリティの問題が言及されるし、さまざまなマイノリティの問題について支援運動をしたり、研究しようとする場合にも、その人のポジショナリティが問われることが少なくない。

本来言葉にはならないはずのトラウマを語ろうとする発話行為が、そこに本質的矛盾を抱えていることは明白である。だからこそ、私は環状島という地図を描いて、トラウマをめぐる発話の位置と発話能力との、ある意味で直感に反する関係のあり方を探ろうとしているわけだが、それはポジショナリティをめぐる議論を読み解くうえでも役に立つように思われる。

ここではまずFGMをめぐる論争を例に用いて、ポジショナリティの問題を、環状島論で捉え直してみたい。

FGMは、アフリカの主にイスラム圏の国で行なわれている慣習的儀式で、女児の外性器を一部切除するものや、全部切除した後縫合するものがあり、心身へのさまざまな弊害が指摘されている。欧米や日本のフェミニストたちはFGMを「女性差別問題」「女性への暴力」「家父長制の暴力」と捉えて、この習慣を根絶しようと運動を起こした。しかし、これらのフェミニストたちに対して、現地の女性やその地域の専門家から批判がなされた。「同じ女性」といった形で雄弁に語るけれども、あなたたちは「第一世界の女性」であって、必ずしも当事者性（被害者性）を共有しないのではないか、支援者として語るにしても、当事者のおかれた文化的文脈や現地の事情を知らなすぎるのではないか、あなたたちが声高に発話できるのは文化帝国主義的な権力性によるものであって、それらは「第三世界の女性」の声をむしろ押え込むことになっているのではないか、あなたたちが声高に発話すること自体「第三世界の女性に対する抑圧」の一部になっているのではないか、といったものだった。

〈内斜面〉から〈外斜面〉への問いかけ

　ポジショナリティが問われるとき、それは、「欧米や日本人フェミニスト」に対する「現地の女性」というように、非当事者でありながらも支援者や代弁者としてふるまう発話者に対する、当事者からの異議申し立てであることが多い。これは環状島でいうと、〈外斜面〉の人に対しての、〈内斜面〉の人からの問いかけであると言える（一三二頁・表1および九三頁・図9も参照）。そこで問われているのは、発話者がその問題を語る人間として適切なのかということである。その問題についてじゅうぶんな知識（当事者の言語や文化、当事者のおかれている現状など）をもっているのか、被害者の痛みをじゅうぶんわかっているのか、自分の発話がどのような影響を当事者に及ぼすかを予測できているのか。

　ポジショナリティについて議論する場合、自分を問われる側つまり〈外斜面〉に想定するか、問う側つまり〈内斜面〉に想定するかで、引き起こされる思案や感情は大きく異なってくる。

　〈内斜面〉の人間は、〈外斜面〉の人間を、支援者だからといって必ずしも歓迎はしない。自分たちと何が一緒で何が違うのか、味方として信用できる人間なのか、これから共闘していけるのか、連帯していけるのか、力関係はどうか、がそこでは吟味される。自分たちの声が奪われ、誤解を受けたり不利になることはないのか、そもそも当事者でもない者がなぜ関わろうとするのか、隠れた思惑はないのか、と疑いもするだろう。これまで何度も裏切られたことのある〈内斜面〉の人間は、〈外斜面〉の人間を試してみようとするかもしれない。どのくらいコミットする気なのか、いつ逃げ出すつもりか。

一方、〈外斜面〉に立つ人間からすると、善意で近づいたのに、疑われ試されている、批判・攻撃されている、と感じるかもしれない。「感謝されていると思わないでよ」「私たちのことを全面的に分かった気にならないでよ」という姿勢に、支援の情熱がそがれるかもしれない。

〈内斜面〉と〈外斜面〉には、その問題から逃げられるか、逃げられないかという大きな違いがある。〈内斜面〉にいる当事者は、その問題から逃げられない。内側への引力が強くて、〈内海〉に沈むか、転がり落ちないよう〈斜面〉にへばりつくかしかない（もちろん自分の中で相対化したり、整理・消化していくことで、〈尾根〉を超え〈外斜面〉に向かうことはあるとしても、それには長い時間がかかるし、重いものであればあるほど困難である）。一方、〈外斜面〉は外側へ向かう力のほうが強い。関わろうという熱意をもちつづけなければ、そこにとどまれないし、熱が冷めればいつでも去っていくことができる。この「逃

表1　環状島における当事者性の有無や当事者との関係

環状島での位置	内海	内斜面	外斜面	外海
役割	死者 犠牲者	被害者	支援者	傍観者 無知・無関心者
当事者性	当事者		非当事者	
当事者から見た関係性	追悼される者	仲間	味方	潜在的敵

(p.93, 図9参照)

表2　イシュー化のしかたに伴うポジショナリティや関係性の変化

イシュー化のしかた	欧米や日本のフェミニストのポジショナリティ		現地の女性に対して
FGM	非当事者	外斜面	支援者
女性差別・女性への暴力	被害当事者	内斜面	仲間
第三世界女性への抑圧	非当事者	外海またはゼロ地点上空	傍観者もしくは敵
家父長制の暴力	内斜面または外斜面	当事者または非当事者	仲間または支援者

げられるかどうか」というコミットメントの選択余地の有無、「そこに居つづける」ことの必然性の有無の差が、ポジショナリティをめぐる問いの根底にある。支援や代弁という形での搾取や領有、パターナリズムによる支配への警戒も、そこからじゅうぶん了解可能になる。

異なるイシュー化と複数の環状島

ポジショナリティは〈外斜面〉の人に向けて〈内斜面〉の人から問われると述べた。ただ議論をよく見直すと、問われる側は、自分のことを当事者だと思っている場合も多い。その場合は、〈内斜面〉の上での、より内側から外側に向けての問いかけとも理解されうる。

前章で見てきたように、同じできごとや現象についてもイシュー化のあり方は複数可能であり、複数の環状島が描かれうる。それによって誰が当事者で誰が非当事者なのかも変わってくる。ある二人の位置関係も、当事者同士であったり、当事者と支援者になったり、被害者と潜在的敵になったりする。

ＦＧＭの場合も、どのような形でイシュー化するかということが実は問題になっているといえる（表2参照）。ＦＧＭをＦＧＭ固有の問題としてイシュー化するなら、「第一世界の女性」は当事者にはなりえない。けれども、ＦＧＭを「女性差別」や「女性への暴力」と捉えて環状島を描く場合、「第一世界の女性」も、ＦＧＭを受けた女性と「同じ被害者」として〈内斜面〉に立つことになる。そうすると「第一世界の女性」も「我がこと」として発言する「資格」をもつことになる。

しかし、もちろん別のイシュー化も可能である。ＦＧＭを「第三世界の女性に対する抑圧」と捉えれば、そこで描かれる環状島において、もはや「第一世界の女性」は〈内斜面〉にも〈外斜面〉にも存在しない。彼女たちは当事者でも支援者でもないどころか、「加害者」なのだ。その場合、彼女たちが被害者と自分を同一化したり代弁や支援をするなんてとんでもない、ということになる。ポジショナリティの問いはここで、「あなた方は加害者ではないのですか?」ということになり、「あなた方と私たちは共闘することができないのです」という当事者からの宣告にもなりうる。

中立や普遍性のもつ偏り

ポスト・コロニアリズムは、これまで中立とか普遍的とみなされてきた判断や知識が、いかにある種の特権を前提にした、たとえば先進国、中上流、男性、白人、健常者、大人といったマジョリティの視点からの判断や知識でしかないのか、ということを繰り返し指摘してきた。

ポジショナリティの概念は、この点で非常に重要である。ポジショナリティを問うことによって、マイノリティの人間は、マジョリティからの介入に異議申し立てをすることができる。あなたは私と同じ〈内斜面〉にいると言うが、実はいつでも逃げることのできる〈外斜面〉に立っているのではないのか、いや見方によっては〈外海〉で傍観しているだけではないのか。それどころか、今ここで私たちを抑圧し、力を奪っているのではないのか、と。マジョリティの人間は、たいてい自分のもつマジョリティ性に気づかず、その特権性を意識せず、自分の思考や判断が中立で普遍的だということを疑わずに、支援や救済という形でマイノリティに介入してこようとする。

そういうマジョリティ、発言力や周囲への影響力をより多くもつ側が行なうイシュー設定に対して、弱者やマイノリティの側から異議申し立てを行なうこと。異なる環状島を想定してみろと迫る行為。議論の俎上にこれまでのらずにきた側面をもとりあげようということ。議論の暗黙の前提を疑ってイシュー化をやり直してみること。議論の表向きの平等性の水面下に隠れている不平等性を、テーブルの上に引っ張り上げてみること。

ミンデル流に言えば、それは、主流派に自分たちが無意識にもっている「ランク」を意識させる行為である。一見平等な話し合いの場に見えても、マジョリティが発する「ダブルシグナル」を感知し、隠れた力関係の非対称性を顕在化させることが、紛争や衝突を解決していくための真のコミュニケーションに不可欠であることを彼は指摘する（ミンデル、前掲書）。

このようにポジショナリティを問うことには大きな意義があるが、実際の場面をみると、いくつかの構造的な危険性や陥りやすい罠もあるように思う。列記してみたい。

ポジショナリティの問いかけは〈外斜面〉に向かうが〈外海〉には向かわない

まず、ポジショナリティの問いかけは、「弱者の権利が尊重されるべきである」という前提が共有される関係性や場においてのみ有効である。民主主義や人権思想、平等思想がある程度広がり、ポスト・コロニアリズムにおける被植民地者側の声が高まった瞬間の局所的なエトスともいえなくはない。つまり、ポジショナリティを問うという行為は、あくまでも「弱者の権利尊重」という思想を（実質はかけはなれているとしても）もったうえで、支援者や救済者として近づいてこようとする人たち、〈外斜面〉の人たちに対してできることであって、あからさまに攻撃を仕掛けてくる者にはなんの効果も発揮しない。〈外海〉にいる無関心な人間や環状島の付近にいない加害者には、問いかけることさえできない。FGMに関して欧米のフェミニストを「第三世界の女性を抑圧する存在」として批判した人たちも、第一世界の多国籍企業のエグゼクティブに対して、ポジショナリティを問う機会はもたないのである。

もちろん、本当の敵は味方の顔をしてやってくるんだ、ともいえなくはない。狡猾な支配者はたいてい良心的介入者のふりをして近寄ってくる。普遍や中立のふりをして自分たちの介入を正当化する。だから、ポジショナリティを問うことは非常に重要である。けれども支配者が開き直って、そういった良心的なふるまいやリップサービスさえ止め、暴力や脅しで迫ってきている場合、力がすべてだという姿勢を丸出しでやってきている場合、ポジショナリティを問うことは意味をなさなくなってしまう。また、棲み分けを心がけて、異なる立場の人たちと接さないですまそうとする強者に対しても、ポジショナリティを問う声は届かない。

ポジショナリティの問いかけは〈外斜面〉の人を〈外海〉に押し流しかねない

第二に、ポジショナリティを問うという行為は、〈外斜面〉にいる者を批判対象にすることで、下手をするとその人たちを〈外海〉に押し流してしまう危険性がある。「近寄っていこうとする人のみが問いただされるのだから、離れておいたほうが正解だ」と、支援者がいなくなってしまうかもしれないのだ。前章で指摘したように、そもそも〈外斜面〉の人間は「味方」ではあるけれども内側の人間ではない、支援者ではあるけれども当事者ではないという微妙な立場にある。つまり内/外という分類と、味方/敵という分類がずれを起こす部分に、支援者＝〈外斜面〉の人たちは位置している（一三二頁・表1）。しかし、この内/外、味方/敵という分類の間に起きるずれはあまり一般に認知されていないため、関係者の間で混乱や誤解が起きやすく、双方とも傷つく場合も多い。

支援は難しい。支援者であることは難しい。私たちは「支援者」という役割について、まだまだじゅうぶん理解していないし、支援者としての礼儀や規範のようなものを打ち立てていない。微妙な立場にいること、混乱や傷つきが起きやすい場所であることを理解した上で、当事者との関係をめぐる礼儀や規範を探っていく必要がある。支援者がつねに擁護される必要などないし、脳天気に近づいていくのも困りものだが、批判を浴びるような場所にあえて身をさらそうとする、勇気ある人たちもそこには含まれる。そういう人たちが無理のない形で支援を続けていけるための方策を考えていくことは必要だ。「傍観者は何もしないでくれ」というのが、加害者の最大の要求なのだから（J・ハーマン『心的外傷と回復』みすず書房、一九九六、本書第1章冒頭の引用を参照）。

ＦＧＭ論争にしても、それ以降、欧米のフェミニストたちが他国の問題に取り組むのを避け、国内指向が強まったとしばしば指摘されている。ポジショナリティの問いかけが強くなると、それをまじめに受け止める人ほど、消耗し疲弊してその場から立ち去りやすくなる、そうして、棲み分けがどんどん進んでしまう危険性がある。学問的「中立性」の偏りを正すなら、近寄ってくる人たちのみを批判対象にするのではなく、遠くで関係なさそうにしている人たちにこそ問いかけはなされていくべきであろう。

複合差別や重層差別

第三に、発話のポジショナリティが問われる場合、重層差別や複合差別が関与していることが少なくない。たとえば民族差別と女性差別の両側面をもつ元従軍「慰安婦」問題がある。元従軍「慰安婦」問題を民族差別とみなして支援活動を行なう韓国・朝鮮人男性は、女性差別という意味では加害者ではないのかと問われ、女性差別とみなして支援活動を行なう日本人フェミニストは、加害国の人間であることをきちんと意識しているのかと問われる。もともと元従軍「慰安婦」として名乗り出たハルモニたちを支援するために集まったはずなのに、ポジショナリティをめぐる問いは支援者の中にいくつもの溝をもたらしてしまう。そして、ハルモニたちがいちばん自分たちの声を聴かせたかったであろう日本人男性の多くは、加害者として自分が責められずにすむよう、この問題に関わることを避けてきた。

これは元従軍「慰安婦」問題に限った話ではない。ポジショナリティの問いかけにおいて登場するのは、しばしば強者の中の弱者とか、弱者の中の強者といった、グレーゾーンにいる人たちである。自分の中に被害者性と加害者性を両方抱える人たちである（複合的アイデンティティを考えれば、人間みんなそうだとも言えるが）。両端の弱者と強者は出会わない。真の弱者は〈内海〉に沈み、異議申し立てなどできないし、真の強者はとうに暴力の現場から立ち去り、環状島には寄りつきもしない。

このようにポジショナリティの問いかけは真の加害者や権力者に利することが少なくな

い。ポジショナリティの問いかけは、〈外海〉からみれば、運動体や仲間同士の「内輪もめ」としかみえない。その「内輪もめ」をはたから見て、喜んでいる人たちも必ずいる。FGM論争においても、元従軍「慰安婦」問題においても、〈外斜面〉に立つ欧米フェミニストや日本人フェミニストたちが批判されるのを、ほくそえんで見ていたフェミニズム嫌いの男性は少なくなかったに違いない。

マイノリティ同士が対立しているとき、なぜその対立が引き起こされているのかを確認し、「内輪もめ」の構造を崩すことは重要である。お互いをつぶし合うような設定だけしておいて自分はそこから離れ、あとは高みの見物をする、権力者とはそういうものであるからこそ。

可視的なカテゴリーや集団帰属によるポジショナリティの問いかけの限界

第四に、ポジショナリティは発話者が他者から何者と名指されるかということであり、それはジェンダー・民族・階級など可視的なカテゴリーや集団帰属によって発話者を分類することになりやすい。

カテゴリーとして集団の力関係や構造的不均等を考えることは重要であり、普遍性や中立性が主張されるときに、そこに潜むマジョリティの視点や利権を認識するのは重要である。ディフォールト（標準として自動的に定められた「省略時選択」のこと）の立場に立ち、無徴性の特権を有するマジョリティ。たとえば白人中心の社会で生きている白人。その特権のトリックを暴くことは重要である。ただ、個々のアクターをカテゴリーによって判断することは、ステレオタイプにもつながり、不毛な結果しか生まない可能性がある。人間を所属集団によって分類する行為は、たとえ強者に向けられていても、差別の一種であり、暴力的なことでありうる。どんな人も、どれほど特権をもっているように見える人であっても、外部からはうかがいしれない何かをもっているかもしれない。重いものを抱えているかもしれない。何の苦労もしていないマジョリティのエリートに見えても、実は……ということはよくある。国や自治体の首長など大きな権力を握る人の場合は個人レベルの分析や解釈をしたほうがいいこともあるが、それも節度が必要だと思う。

前章で「一部了解不能性」という言葉を用いたが、その人が何者であるかを百パーセント知ることは、誰にも——本人にさえ——できない。人は皆、多かれ少なかれ傷や秘密を抱え、見えない重荷を背負い、他者や時には自己に対してもパッシングをしながら生きている。

「糾弾」という行為は反差別運動の中で重要な役割を占めてきたが、反差別運動への恐怖や偏見も生み出してきた（こぺる編集部編『同和はこわい考』を読む』阿吽社、一九八八）。実際の糾弾は一方的に責め立てるものではなく、説明や説得にもとづくコミュニケーションであるとしても、糾弾は、差別者のポジショナリティが問われる行為であり、あるカテゴリーに括られたうえで、追いつめられ、隠し持った傷までさらけ出されるような想像がなされるからでもあると思う。

フェミニズムの「個人的なことは政治的なことだ」というスローガンもそれ自体は正しい。けれども、個人的な関係性の中で起きていることを、すべて政治的に捉えること、しかもそれを女性／男性といった決まったカテゴリーによってのみ捉えることは、複合的アイデンティティをもつ個々の人間存在を大きく見損なってしまうことになる可能性がある。

「正しさ」が必ずしも問題なのではない

ところで、ポジショナリティが問われているとき、そこでは発話内容の「正しさ」が問われているのでは必ずしもないということは認識しておくべきである。たとえ正しいことであり、当事者が自分でも認めていたり、進んで語っていることだとしても、それを他人から言われるということは、まったく違う感情をもたらす。

卑近な例になるが、私は「日本では女性は抑圧されている」としばしば思うし、発言することもある。けれども、外国の日本研究者からそういう言葉を聞かされても嬉しくはない。むしろ悲しさや反発を感じるし、言われ方や言われる文脈によっては、激しい怒りを感じることもある。知らないことを指摘される痛みというものがあるが、知っていることを指摘される痛みというものもある。自分でうすうすわかっていながら見ないでいようとしているものを無理やり見させられる痛みというものもあるだろう。他者から指摘されるということ自体、相手が上であるように思わされるし、自分が気づいていないと思われているようでみじめでもある。「気づいていながらよく我慢できているね」、と非難や同情をされているようにも感じる。「どういう意味で言っているの？　抑圧といっても、複雑に絡み合っていて、単純に抜け出したり、覆せるようなものではないこともわかっているの?・」と問い返したくなる思い。「日本の男性がみんな抑圧者というわけでもないのよ」と「同胞」をかばいたくなる思い。

ポジショナリティを問うとき、感情はついてまわる。前章で述べたように、「一部圧倒性」をトラウマはもたらす。被害者は被害者であることに屈辱感や恥を感じる。自分が悪いわけではないとわかっていても、みじめさはなかなかはがせないし、善意であっても傷口に触れられるのは痛い。もちろん、外から介入してくる者の「支援してあげている」という傲慢さや「かわいそうに」という憐憫の態度はその感情を逆なでするが、傲慢さや憐憫だけが原因ではない。何気ない一言に激しい反応が返ってくるとき（「地雷を踏む」という表現は言い得て妙だと思う）、一触即発のような状態になるとき、まさにそこに傷が生のまま口を開けている。そこにこそ問題の核がある。それを「感情的な反発だ」「ルサンチマンだ」と矮小化すべきではない。それではさらなるおとしめを生み、問題の核から離れていくだけである。感情的な反応や反発を、程度の低いものとみなす必要はない。ものごとを深く感じ取り、ものごとを深く動かしていくのは感情である。激しい痛み、恐怖、羨望、嫉妬、怒り、憎しみ、不信感。直接の加害者に向けようがない分、それらは「やつあたり」的に〈外斜面〉に立つ支援者に向けられるかもしれない。支援者はそれを必ずしも自分に引きつけて受け取る必要はない。反撃したり、立ち去ったりせず、ただそばに居つづけて、感情の強度を感じ取ればよいと思う。それはとても困難なことであるが、とても重要な姿勢である。

ところでFGMにしろ、元従軍「慰安婦」問題にしろ、ポジショナリティの議論が起きるとき、セクシュアリティが関わることが多いのはなぜかと、私は不思議に思っていた。おそらくそれはセクシュアリティが激しい感情を喚起し、「一部圧倒性」と「一部了解不能性」を当事者にも支援者にももたらすからである。FGMが注目を浴びたのは、まさに性器というセンシティブな領域に傷が加えられることを、自分の生身の身体で想像し、体感レベルで痛みを感じ、「投企的同一化」を行なった人が多かったからであろう。一方、文化や時代によって差はあるものの、セクシュアリティについてはふつう公的な場で語ることは避けられる。セクシュアリティはつねにそこにある。けれど言語化されないまま、「一部了解不能性」となって回帰してくるのみである。FGMが行なわれている文化において、女性たちの多くは、自分たちの性器の問題が話題にとりあげられること自体を「屈辱」と強く感じただろう。けれどその屈辱感を言語化することもまた困難であった。だからこそ、外部から平気で声高に語る者たちのポジショナリティを問おうとしたという側面もあったに違いない。

「度しがたいまでの無知」と「度しがたいまでの有知」

ポジショナリティが問われるとき、そこでは発話者の「度しがたいまでの無知」が指摘される（岡真理『彼女の「正しい」名前とは何か』青土社、二〇〇〇、一三二頁）。FGM廃絶を声高に語る人たちが、イスラムやアフリカの女性がどんな日常生活を送っていたり、FGM以外にどんなさし迫った問題を抱えているのかも知らないでいること。そこには「知らなくていいという権力」「知らないでいることの特権」がある（イブ・K・セジウィック／外岡尚美訳『クローゼットの認識論――セクシュアリティの20世紀』青土社、一九九九における privilege of unknowing の議論、および宮地尚子「治療者のジェンダー・センシティビティ」『精神療法』三一巻二号、金剛出版、二〇〇五、四一―四七頁を参照）。アイデンティティとは、その人が何を知っている人間かという捉え方もできるが、裏を返せば、何を知らない人間か、何を知らなくていいと思っている人間なのか、ということでもある。なぜ私たちはイスラムやアフリカ女性の日常生活を知らないのか。知ろうともしないのか。ポジショナリティの問いは、そういう自省を迫る。人はすべてを知ることはできないから、無知そのものが罪なわけではない。ただ知識の圧倒的な非対称性は構造的暴力をもたらす。発話する人間は、少なくとも自分が無知であることを知っているべきだし、知らないで話してはいけない瞬間もあることをある程度は知っているべきだろう。

ただ同時に注目されるべきだと私が思うのは、ポジショナリティが問われる発話者は「度しがたいまでの有知」や「度しがたいまでの過知」とでも呼ぶべきものをもっていることである。支援や代弁をしようと外からやってくる人たちが携えてくる知識。俯瞰的な視点をもつこと、歴史的経緯を知っていること、比較検討できること、構造的分析ができること、概念化や理論化のための用語をもつこと。それらは現地の女性の多くが得られない知識である。専門書を一冊読むだけで、現地の状況を現地の人よりも網羅的に理解できてしまえるということ。地図をもっているために、現地の人より「見通し」がもてるようになること（環状島もそういった地図をもつことを目指しているわけだが……）。歴史的経緯の把握により「予測」が正確にできるようになること。ヘリコプターで上空から全体を見下ろすような知。蓄積された図書館的知。アジアやアフリカの片田舎から欧米へ留学してきた若者が、大学図書館の片隅で、自分の出身村についての地図や民族誌を見つけたとしよう。そのときの衝撃は、屈辱感をもたらさないだろうか？

ＦＧＭについて語ろうとする外部の人たちに、「あなたがたは何も知らない」とそのポジショナリティを問うことは難しくない。「あなたは何を知っているのか、そこで何を切り取られるかは知っていても、私たちの毎日の暮らしがどのようなものか知っているのか」と。けれども「あなたがたは知りすぎている」と批判をすることは可能だろうか。

もちろん、当事者ではないからこそできる支援者の役割として、まさにそういった網羅的な知、見通しを立てる知をもちこんでくることの重要性はあるはずである。運動家と研究者の役割や関係のあり方については、フェミニズムにおいても長く議論されてきた。現場に居つづけると見えにくいことを可視化させ、言語化するという研究者の役割は非常に重要であるはずだ。

アリス・ウォーカーの「投企的同一化」

ＦＧＭ論争において批判のターゲットとなった一人にアリス・ウォーカーがいる。アフリカ系アメリカ人の女性作家である彼女はＦＧＭの問題に強い関心をもち、ＦＧＭ根絶をめざしてドキュメンタリー・フィルム『戦士の刻印』（アリス・ウォーカー製作／プラティバ・パーマー監督、一九九三、日本語版、一九九六）を作成した。

ウォーカーは、「黒人」「女性」であっても、「アメリカ人」としてポジショナリティを問われる。そして彼女のフィルムは、アフリカを野蛮だと表象している、「秘密をあかせない」という FＧＭの施術者に対し「これはすでに秘密でなく、周知の事実となっている」と伝え、相手の無知を暴こうとしている、先祖を奴隷とされてきた黒人としての共通点を強調しすぎている、ＦＧＭは文化ではなく拷問であり習慣的虐待であると、「よそ者なのに」はっきり言いすぎている、といった批判がなされた。

たしかに、映画を作って人々の注意を喚起できるという意味では、彼女は「第一世界の女性」としての特権を利用しているのかもしれない。また彼女が著名人であることは、いろんな予想外の言説効果をもたらしてしまったかもしれない。けれども私は、ＦＧＭに曝されるアフリカの少女たちにウォーカーが「投企的同一化」していくプロセスをきわめて興味深いと思う。個人レベルでみると、そこには必然的なつながりのようなものが感じられるのだ。

ウォーカーは小さい頃、兄から遊び半分でエア・ガンの標的にされ、片方の目を失明させられた。エア・ガンは「サンタ」から兄へのクリスマスのプレゼントで、女の子はエア・ガンはもらえなかった。黒人差別が今より激しくあからさまだった当時、虐げられた労働現場の憂さを晴らすために、周囲の男性たちはテレビで西部劇の撃ち合いを見るのを楽しみにしており、そのことが兄のエア・ガンの使用の遠因ともなっていた。

エア・ガンで撃たれた目の痛み、白く濁ったままの瞳、視野の狭窄、そのための歩行障害、学校でのいじめと疎外感。両親は無関心で、傷への慰めも兄への処罰もなく、むしろ彼女のほうを悪いと責めて、価値を貶めた。募る孤独感と祖父母宅への移住……それらは彼女を自殺願望にまで導く。

彼女は自分が兄から負った目の傷と、アフリカの少女たちの性器の傷を同一視する。傷の場所は違うが、痛みや後に残った傷跡と障害、孤独感や疎外感は重なるものがある。だがそれだけではない。彼女は両方に「家父長制の暴力」を見いだす。「家父長制の暴力」とは、男性から女性への差別や暴力だけではなく、年長者から年少者（および大人から子ども）への抑圧や暴力が重なったものである。しかも、男性から女性、年長者から年少者への暴力は、直接的には家族という単位の中で発揮され、それによって支配的な社会構造が成立する。

なぜ同じ黒人差別の被害者であるはずの兄が、より年少の妹に攻撃を加えたのか。なぜ同じ女性として被害者であるはずの母自らが、娘を守るどころか、深く傷つけ、抑圧の最前線に立ってしまったのか。家族という本来味方であるはずの人々が、社会的支配や圧力の実行機関として暴力の直接実行者の役割を担ってしまうという、皮肉で残酷な構造。しかも、人種差別や、奴隷制度に苦しめられてきた被害者同士の間で。

ＦＧＭも実行者は伝統的施術師であるが、施術を依頼するのは家族であり、傷を負うのは家族の中でいちばん力をもたない年少の少女である。「アフリカの女の子だからって、虐待をほおっておくの？　悲鳴を聞かないふりをするの？」とウォーカーは叫ぶ。

ウォーカーにとって「家父長制の暴力」とは、なぜ自分が被害にあい、なぜ自分が苦しみつづけなければいけなかったのかを必死で探る過程で、フェミニズムの中から見いだした言葉だった。先に概念があって、それにあてはめたわけではなく、自分で試行錯誤しながら、ようやくたどり着いたものなのだ。ＦＧＭを受けた少女に対する彼女の強いつながりの認識、「この女の子は私なんだ」という「投企的同一化」はその延長線上にある。そのとき、「家父長制の暴力」という言葉や概念は生々しく生きている。脈打っている。

できあがってしまってからの形を批判することはいくらでもできる。けれども、環状島形成のための原動力や、形成プロセスの中で生み出されるつながりにこそ、希望は見えてこないだろうか。「客観的」な既存のカテゴリーに血を通わせる「投企的同一化」、探索と発見と呼応の過程における「暫定的同一化」、そこにはつねに予測不可能性がつきまとうが、だからこそ形成のプロセスに意味がある。そういった原動力や投企や呼応を妨げない形でのポジショナリティの問いかけは、なお可能なはずである。

そしてポジショナリティの問いかけにおいて重要なのは、問う側も問われる側も「全面的同一化」の幻想や願望をもたず、互いの他者性を認め合うこと。批判されても全面的に否定されたと考えず、すぐにその場から立ち去らないこと。健全な「部分的同一化」を行いながらも強度や「一部圧倒性」を否定せず、「一部了解不能性」をも抱え込むこと。そして、問いかけがなされるかぎりそこにはコミュニケーションが存在することを、肯定的にとらえることである。

8

加害者はどこにいるのか

魂と魂の溶接、瞬間の閃光。

（パウル・ツェラン／飯吉光夫訳『迫る光』思潮社、一九八四、八九頁）

「わたしの祖父が奴隷だったのは
悲しいことだ。でも奴隷の主人だったら
本当に恥ずかしいと思っただろう」

（フリア・デ・ブルゴス）

（白石かずこ・渡部桃子訳『アドリエンヌ・リッチ詩集』思潮社、一九九三、一二四頁）

加害者の位置

被害者と支援者の関係、当事者と非当事者との関係、発話者のポジショナリティの問題について、複合差別や複合的アイデンティティ、脱アイデンティティ論と絡めながら考えてきた。そして、複数の環状島のありようや、環状島の形成過程における同一化のありようについても書き綴ってきた。

こうして、被害当事者と支援者との関係に思いを巡らせていると、「では加害者はどこにいるの？」という疑問がどうしても湧いてくる。環状島は被ったトラウマについて発話する者たちの島なのだから、原理的にいって加害者はそこにはいないはずである。そして加害者がいないからこそ、被害当事者と支援者の間で、加害者に向くべき怒りや恐怖、不信感を互いにぶつけあうといった現象が起きると考えられなくもない。ただ、それは加害者が今もその場に強い影響力を及ぼしつづけているということでもある。

加害者はどこにいるのか。答えを先に述べるならば、加害者は〈内海〉の中心部である

〈ゼロ地点〉の真上にかつていたし、今もそこにいる。「幻影」としてだが、臨在感をもってそこに君臨している。〈ゼロ地点〉とは爆心地でもあり、その真上というのは、いうまでもなくエノラ・ゲイがヒロシマに原爆を落とした位置にあたる。また〈ゼロ地点〉の真上は、真夏の真昼の太陽の位置とも考えうる。地上に影がほとんどできず、どこにいても焼けつく日差しから逃れがたい配置。そして〈内海〉の中心部の、ブラックホールのように深い海底にまでも到達できる瞬間的な光の位置でもある。

加害者は立ち去って、そこにはいない

加害者はかつて、〈ゼロ地点〉の上空にいた。しかし加害者は用を済ませたら、さっさとその場を離れる。記録写真を撮るくらいの時間はそこにとどまるかもしれないが、長居は無用である。放射能を浴びたりもしたくないし、阿鼻叫喚を見たくもない。ましてや、生き延びた被害者から罵声を浴びるなど、まっぴらごめんだ。だから、現実の加害者はとっくに立ち去り、環状島の近辺から姿を消している。強いて言えば、〈外海〉のずっと沖合、〈外海〉という言葉が意味をなさなくなるような大洋のただ中を、なに食わぬ顔をして漂っているかもしれない。島が存在することさえ考えずにすむような大海の果て。島の

人が糾弾しようとしても届かない場所。首根っこを捕まえて連れてこようと探しても、見つかりようのない場所。

そもそも環状島はトラウマティックなできごとの起きた後、かなり時間が経過しなければ形成されない。生き延びた被害者が自分の痛みの由来に気づき、事の次第をようやく認識し、怒りを募らせ、加害者を問いつめようと決意する頃には、加害者は遠く離れている。たとえば非加熱製剤を使って血友病患者にＨＩＶを感染させてしまった主治医たちは、薬害エイズ被害の全貌が明らかになった頃には、とっくに勤務先の病院を変え、以前の受け持ち患者に顔を会わせずにすむようにしていた。行政の責任者も製薬会社の営業部員も、配置換えをすませていた。その場に残されたのは患者と家族であった。被害による身体的不調や経済的損失、心理的な余裕の喪失や差別のため、簡単に病院を変えたり、住む場所を変えたりできないのが被害者である。移動の自由は力をもつ側にある。薬害エイズ裁判が盛り上がる中で、原告や支援者が厚生労働省を「人間の鎖」で取り囲むということがあったが、それは顔を隠して逃げ込んだ加害者の領域を浮かび上がらせる希有な一瞬だった。そうすることで同時に「人間の鎖」は、〈内海〉に沈んだ死者や病床で動けない者たちの存在と無念をも浮かび上がらせたのだ。

加害者はその場にいる

生身の加害者は立ち去って、もはや〈ゼロ地点〉の真上、太陽の位置にはいない。けれども同時に、被害者からみれば、加害者は今もそこに君臨しつづけている。

中井はいじめの進行過程を「孤立化」「無力化」「透明化」の三段階に分け、自己の被害体験もふまえた精緻な描写を行なっている（中井久夫「いじめの政治学」『アリアドネからの糸』みすず書房、一九九七所収）。その中で、最終段階の「透明化」について、以下のような記述をしている。

さらに被害者の世界が狭まってゆくということがある。加害者との対人関係だけが内容ある唯一つの対人関係であって、大人も級友たちも非常に遠い存在となる。遠く、実に遠く、別世界の住人のように見えてくる。

空間的にも、加害者のいない空間が逆説的にも現実感のない空間のようになる。いや、たとえ家族が海外旅行に連れだしても、加害者は〃その場にいる〃。空間は加害者の臨在感に満ちている。いつも加害者の眼を逃れられず、加害者の眼は次第に遍在するようになる。独裁国の人民が独裁者の眼をいたるところに、いつも感じるのと同じ心理的メカニズムである。

中井の指摘する加害者の臨在感や遍在性は、いじめに限らず、対人的暴力によるトラウマのほとんどにあてはまる。たとえばＤＶ被害者は、家のどこにいても加害者の視線から逃れようがないように感じる。加害者が家にいない時間でも、見張られ、命令され、罵倒されているように感じる。加害者から逃れ、住居を別にしてからでさえ、頭の中に相手の言葉が鳴り響きつづける。何か決断をしなければならないときに、「おまえには正しい判断など出来ない」「何をやってもダメだ」という声が聞こえてくる。誰かに軽く肩を触れるだけで、生々しい触覚記憶が呼び起こされる。相手の要求するような掃除のしかたや食器の洗い方の癖が、いつまでも抜けない。外出すれば、曲がった路地の先々に加害者が待ち伏せしているような気がしてたまらない。

恐怖体験の中で被害者の脳に深くその存在が刻印され、加害者は被害者の空間と時間を支配する。そして、ささいなきっかけで被害者を繰り返し侵襲する。ＰＴＳＤの再体験症状、トラウマ性の幻聴・幻視・体感幻覚といっていいだろう。

しかし、それは「幻」というにはあまりに生々しすぎる。内面化された記憶というより、もっと現実感を伴った「外」からの侵襲・刺激の存在感。現実の世界がリアリティを失うのと引き換えに、そこには鮮明すぎるほどのリアリティが存在する。

加害者からすれば、それは「被害妄想」であり、第三者から見ても「過剰反応」にしかみえないかもしれない。けれども恐怖体験やトラウマ記憶とはそういうものであり、加害者の存在は脳や身体の深いところで作用しつづける。ちょうど爆発が終わった後も、汚染された土や水、食物をとおして放射能が影響を及ぼしつづけるように、放射能が消えた後も慢性放射線障害が身体の中で進行していくように、被害者は加害者の幻影に被爆しつづけ、その作用は進行する。加害者は「幻」であっても、持続的被爆そのものは「事実」であり、厳然として存在する。

真上からしか見えない傷

被害者にとっては圧倒的な存在なのに、第三者にとっては加害者の臨在感は想像がつかない。被害者本人も、そのことに触れさえしなければ、何もなかったかのように平静にふるまいつづけられるかもしれない。それがトラウマの本質であり、すでに述べた「一部圧倒性」の意味でもある。

済州島《チェジュ》四・三事件に深く巻き込まれながら、その経験をずっと言葉にできずにきた金時鐘《キムシジョン》は、「言葉というのは圧倒する事実の前ではまったく無力なものです」「記憶というのが、ひと条《すじ》の糸のようなものだったら引きずり出してまきとっていけるのにね、思いおこそうとするとかたまりのまま、わっと押しあがってくるから、言葉にならない」と述べた後、こう続ける。「事実というのは個人にとって圧倒するものであっても、それは球面体の一点のシミみたいなものだと思う。真上からはそのシミが大写しになってすべてのようであるけど、角度がずれると見えないものでもある」（金石範・金時鐘『なぜ書きつづけてきたか・なぜ沈黙してきたか――済州島四・三事件の記憶と文学』平凡社、二〇〇一、一八〇―一八一頁）。

言葉にならないほどの大きなかたまりなのに、少しずれるとシミにしか見えない経験。真上からしか見えない傷。被害者にしかわからない臨在性と被支配感。

「主流派と直接衝突することは、槍を空に投げて突き刺そうとするようなものである」という前章冒頭に引用したミンデルの言葉も、やはり「真上」のメタファーを用いている。主流派は上から自分たちを抑えつけ支配しているにもかかわらず、いざ立ち向かおうとすると、槍は空を切るだけで、何の手応えもない。移動の自由をもつ主流派を追いつめることはできず、正体も見えない。それだけでなく、投げた槍は重力によって結局自分の頭上に落ちてくる。

「真上」「垂直」というメタファーは、村上春樹の『ねじ巻き鳥クロニクル』における井戸を私に思い起こさせる。「ノモンハン事件」の後、中国大陸で深い涸れ井戸の底に放置され、何日も過ごす日本軍の中尉。暗闇の中、一日一回わずかな時間だけ、太陽の光が井戸の底にまで届く。真上に太陽が昇る、正午に近い時間。自分の存在が、自分の傷が、日のもとにさらけ出される瞬間。

真上からの光は普通、希望を意味するものであろう。けれども光が注ぐのは、かつて敵がいた場所、彼を突き落とし、その後よってたかって敵の小便が降り注がれた場所でもある。もし光があてられたとしても、それが敵の懐中電灯であれば、彼がまだ生きていることを気づかれ、とどめの銃弾が放射されうる場所でもある。実際、中尉は強烈な光を浴びた瞬間に、自分の中の「生命の核のようなもの」がすっかり焼き尽くされたように感じる（新潮社、一九九四、文庫版第一部三〇九頁）。この光はツェランの最後の詩集『迫る光』におけるものと同質と言っていいだろう。本来死ぬべきだったときに、光と共に死ねなかったという無念において。同時に、自分の中の何かは光と共にすでに死んだという確信において。再来すべき光の圧倒性は、現実の生命のリアリティを遥かに凌駕する。

一方、その何十年後かに、因縁めいた空き家の庭に残された涸れ井戸に降りていって、歴史の記憶とつながろうとする主人公は、最初は近所の女の子、笠原メイによって井戸の蓋を閉じられてしまう。しかしやがて自ら井戸の蓋を閉じ、光を遮断し、暗闇に沈潜していく。妻を連れ去った何者かと戦うために、〈内海〉の中心を奥深く海底まで潜っていく。生殺与奪の鍵を握る井戸の出口にとらわれるのを止め、そこからの光に救いを求めることを止めたとき、ようやく敵の支配から自分の身を引き剥がす可能性が開けていく。加害者との「外傷的絆」を断ち切る可能性が生まれてくる。

外傷的絆

現実にはそこにいないのに、加害者は〈ゼロ地点〉の真上、もしくは井戸の上から被害者を支配しつづけている。被害者にとって加害者の臨在感は圧倒的なのに、周囲の人からはそれが見えない。これは被害者と加害者との間に期せずして結ばれてしまう「外傷的絆」を表しているといえなくもない。できごとが重く悲惨なものであるほど、第三者には信じてもらいがたいものであるほど、恥辱感をもたらすために語りがたいものであるほど、加害者と被害者の間には、できごとを共有し、「秘密」を共有した者としての、排他的なつながりができてしまう。被害者が加害者をどれほど憎んでいたとしても、そこで何が起きたかを本当に知っているのは、自分以外にはその人間だけなのだ。

この「外傷的絆」は単回のトラウマでも生まれるが、長期の反復的なトラウマの場合、特に強くなる。そして加害者へのアンビバレントな感情がより濃い影を落とすようになる。このアンビバレンスは、被害者が加害者に対して愛着をもたされていたり、依存せざるをえなかったり、その人から教えられた知識や言葉に頼るしかなかったりすることから起きる。かつては愛し、崇拝し、信じていたからこそ、相手からだまされ、利用され、搾取されていたことに気づいたとき、裏切られ感と自責感に苛まれる。愛憎半ばする思いと、抜き差しならない関係性は自我に混乱をきたす。それはＤＶやセクシュアル・ハラスメント、インセストといった個別の人間関係のトラウマでも、差別や植民地化といった集団的なマイノリティのトラウマでも変わらない。

済州島で迎えた終戦＝日本の敗戦＝植民地朝鮮の解放の日を、金時鐘はこう描写する。

あるいは解放というのは思い違いだったのかもしれない。八月一五日が解放の日だというのは、ぼくの場合は厳密に言えば半日の解放や。午前中いっぱいは俺、帝国、皇国少年だったんだよ。甦ったという祖国も八月一五日の午前中はまだ植民地統治下にあった。

八月一五日といえば全日の解放の日だと思っているけど、実際的には半日の解放。正真の正午に至ってもぼくの影は足下に宿っていた。自分を思うときね、「南中をやどす男」と思う。南中というのはお日様が真上に来た時ね、正午でしょう。正午でも影は足下で北のほうに影をつくってるんですよ。（中略）今もって、解放されないぼくの半日はなにか。影の部分で目を凝らしているものにぼくもおずおずと眼差しを向けてきたが、もう持ち時間の方が底をつきかけている。その陰の中にあるものこそぼくの日本語であり、ぼくが抱えるぼくの日本なんだ。（前掲書、一八七―一八八頁）

真上からの光。解放されないままの半日。わずかな影。陰。日本の同化教育をまともに呑み込み、日本語しか話せずにいた自己という存在を、金は「南中をやどす男」と捉える。日本語で詩を書きつづけることは彼にとって、日本との外傷的絆を抱えつづけることでもあっただろう。ツェランもまたそうだった。ドイツへ旅行したのは限られた回数だったが、ツェランはいつも極度に緊張し、聴衆の前に出る以前の控えの間ではがたがた震えていたという（飯吉光夫訳編『パウル・ツェラン詩集』思潮社、一九八四、二一八頁）。それでも彼はドイツ語で詩を書きつづけた。

加害者の償いと被害者の赦し

細長い垂直の空間、真上には加害者、真下には被害者しかいない井戸。「外傷的絆」を示す細長い空間。すでに終わったはずのことが、被害者にとっては何も終わっていないということ。生々しい現実として感じられ、これからもずっと続くように感じられること。加害者は被害者を支配しつづけ、過去のみならず、被害者の現在と未来をも侵襲しつづけていること。そういった理解は、加害者と被害者の「和解」の可能性について、加害者の謝罪や償い、被害者の赦しや回復について考えるうえでも役に立つ。

「和解とは相手を赦すということではなく、相手が存在するのを赦すことである」という言葉を聞いたことがある。だとすれば、それは井戸の真上に生身の加害者がいることを被害者が許容できるようになることであるといえる。そのとき被害者にとって、加害者はもう臨在感や圧倒的な支配性をもたなくなっている。

そうなるためには当然、加害者が変わる必要がある。それだけでなく、その変化を被害者の側が実感として受け入れられるようになり、両者の関係が変化して、外傷的絆から被害者が解き放たれていく必要がある。

被害者はたいてい、加害者に真の謝罪を望む。賠償金よりも何よりも、心からの謝罪を望む。なぜか。それは真の謝罪は、加害者がもう事件当時の加害者ではないことを示し、そこには二度と戻らないということの宣言だからである。井戸の出口や、〈ゼロ地点〉の上空で、全能的な力をふるまいつづける存在ではもはやないということが示され、被害者もそれを信じることができ、過去の幻影から解放されるからである。未来にも影を落として拘束しつづけるような臨在感からも解放されるからである。

上野は、多様で流動的なアイデンティティという議論が責任回避に用いられるのではないかという批判に対して、一貫性のある「責任主体」という法的な概念とは別に、変容することで果たしうる責任主体があると論じる（上野千鶴子「脱アイデンティティの戦略」、上野千鶴子編『脱アイデンティティ』勁草書房、二〇〇五所収、三一四―三一八頁）。そして、坂上香監督のドキュメンタリー・フィルム『ライファーズ　終身刑を超えて』（out of frame 製作、二〇〇四）を題材に、犯罪加害者の変容、それに伴う（もしくは伴わない）被害者（遺族やコミュニティのメンバーを含む）の変容、そして両者の関係の変容の可能性を積極的にとらえようとする。これもまた外傷的絆からの解放を目指していると言えなくない。

では加害者は自分のもたらした傷の深さを認識し、変容できるだろうか。被害者の恐怖や無力感を、リアリティをもって感じられるようになるだろうか。

家裁調停や裁判の中でDVや性暴力の被害者は、記録提出や証言が近づくたびに症状が著しく悪化し、どこかで加害者と鉢合わせをすることを（文字通り）死ぬほど恐れる。けれども加害者と名指された者はそのことにとまどう。理解できないのだ。自分がそこにいないのに今も被害者に影響を及ぼしつづけていると言われても、そんなことはないと言う。自分はそれほど恐ろしい人間ではないと言う。怖い思いをさせられているのはむしろ自分のほうだと主張する。そこにはリアリティをめぐる乗り越えがたい溝が横たわっている。

けれども、加害者であると名指され、井戸の真上まで引きずって連れてこられたとき、むりやり井戸の底をのぞき込まされ、底に沈んだ被害者の瞳に見つめ返されたとき、はじめて加害者は事の重大性に気づくかもしれない。被害者も自分と同じように考えたり、悲しむ人間であることを、加害者はようやく認識するかもしれない。被害者の人間性を認め、被害者の痛みや苦しみに共感が可能になるかもしれない。ただし、起こしてしまった痛みや苦しみが「取り返しのつかない」ものである場合、その共感は加害者を破壊しかねない危険なものにもなりうる。ヒロシマへの原爆投下の命令を下したイーザリーは、米国で英雄扱いされるが、「廃墟と化した広島市と焼けて炭のようになって水面をただよう死骸の最初の写真」を見て、精神的なバランスを崩すようになる（クロード・イーザリー、ギュンター・アンデルス／篠原正瑛訳『ヒロシマわが罪と罰――原爆パイロットの苦悩の手紙』筑摩書房、一九六二（文庫版一九八七））。

相手を敵だと思い、劣っていると思い、人間以下の動物と思い、所有物だと思っているかぎり、加害のトラウマは起きない。しかし被害者と目が合うとき、被害者も目を合わせることの可能性な人間であることに気づくとき、加害者もトラウマを負う可能性がある。被害者の視線に逆照射されることによって、加害者は被害者とつながる。今度は加害者が被害者に全面的に曝される番である。戦争帰還兵のPTSDがときどき話題になるが、PTSDを発症する（発症できる）のは、人間を人間として認める力が残っていたからかもしれない。しかし、その代償は重い。そしてPTSDが「病気」であるかぎり、発症しやすい人は個人的に脆弱性を抱えているとみなされる。ここに加害とトラウマの最大の皮肉がある。

外傷的絆から被害者が少しずつ解放されていくために加害者ができることは、加害者自身が変わり、それを被害者に示すことである。しかし、人間はそう簡単に変われるだろうか。人は変われるというのは理論的にはつねに真実であるが、現実の与えられた条件（たとえば内的・外的資源、動機づけ、周囲のサポート、時間等）の中ではきわめて困難であることが多いのも事実である。

加害者への働きかけが有効に作動しない場合はどうすればいいのか。支援者や治療者が加害者の（かつていた）場所に行くことで、被害者を助け出すことはできるのかもしれないと思う。加害者の幻影の前に立ちはだかること。いまだ怯え、また加害者がやってきたと思って、ますます深く奥に潜ろうとする被害者に対して、「わたしは加害者ではない。あなたの味方なのだ」と手をさしのべつづけること。「あなたを苦しめた加害者はもうここにはいない。あなたのみているのは幻影であり、あなたのおそれているものはもう過去になった」と繰り返し伝え、頭ではなく身体で信じてもらえるようになること。そういう意味では、被害者が治療者や支援者に加害者の像を投影して激しい感情反応が起きたときこそ、被害者にとっての回復の転機になりうるのかもしれない。同時に再外傷の起きうるいちばん危険なときでもあるが。

9 研究者の位置と当事者研究

「方法」とはつまり保たれるべき「距離」の謂である。

（鈴城雅文『原爆＝写真論』窓社、二〇〇五、七一頁）

展望台にのぼって、上から見渡せば、あたりが全体的によく見える、ということは、裏返せば、展望台などにのぼることなく、下で見ている場合には、あたり全体を見渡すことは、多くの場合は、できず、あたりは少ししか、あるいは、限られたところしか、見ることができない、ということである。そして、たいていのひとにとって、展望台のようなところにのぼってあたりを見渡すというのは、ごくたまのことでしかない。われわれは、ふつう、あたりを見渡すというようなことはできない地点で、周囲の限られた事象を見て暮らしている。

（増成隆士『現代の人間観と世界観』東海大学出版会、一九九七。http:// www.asahi-net.or.jp / ūt7t-msnr / Masunari-Lab/a-little-bit/ningenkan/ningenkan.html）

あの英国人も、これまで見た外国人も、それにあなたも。この国にやってきて、ほんのわずかの時間ですべてを見てしまう。おそらく二、三日でこの小さな国の大方のものを見てしまうでしょう。私たちが一生かけても見ないものを。そして、帰ってから本を読んだり、人から話を聞いてより詳しく理解しようとする。大したものだと思いますよ。（カベディ・タキジ）

（藤原章生『絵はがきにされた少年』集英社、二〇〇五、一一三頁）

研究者の位置

トラウマをめぐる発話に研究者はどんな影響を与えているのだろうか、どのような関与のしかたがありうるだろうか。本章では、環状島における研究者の位置について考えてみたい。まず二つの研究のパターンを描き、「跳躍」の必然性について、研究者が所属し戻っていく「場」について、そこでの研究成果の発表について考える。次に当事者が研究者となる場合を考察する。その後（次章）、より広く研究者や専門家、知識人の役割についてその可能性を探る。

研究者の位置としては、まず大きく二つに分けることができる。当事者たちから距離を置き、上空から全体を俯瞰する位置。そして、当事者に密着し、地を這う低いところに視点を置いてものごとを見る位置。環状島との位置関係は図10の①と②であらわされるだろう。

第一の上空は「超人的」な位置であり、客観性や普遍性を重視した従来の学問の価値観をあらわす。為政者の目、権力者による統治や管理の観点に近いともいえよう。文字通り上空から見下ろす写真や地図だけでなく、人口統計情報や集団疫学調査なども含まれるし、歴史的分析も含まれる。そして、あらゆる情報の集約がそこでは行なわれる。

図に示したヘリコプターは、メタファーとしてみることもできるし、現実を反映している部分もある。ヘリコプターを使うには、ある程度の資金や組織的後ろ盾が必要である。阪神・淡路大震災のときには、報道機関のチャーターしたヘリコプターが群舞した。ヘリコプターは騒音をまき散らし、倒壊した家屋の下敷きになって助けを求める人たちのか細い声をかき消したり、被災者の神経を逆撫でしした。が、ヘリコプターから得られる情報へのニーズは高く、上からの画像や映像はテレビや新聞をとおして全国に伝わり、人々のリアリティを形づくり、対策を立てるための基礎情報としても欠かせないものになった。また、ヘリコプターは移動自由であり、いろんな場所から物事を複眼的・総合的に見ることができる。かつて加害者がいた〈ゼロ地点〉の真上にさえ行こうと思えば行けるし、立ち去ろうと思えばいつでも立ち去ることができる。地上で余震や火事の拡がりに怯え、その場に釘付けされたままの被災者にとっては、あまりにうらやむべき自由さだ。

ヘリコプターから当事者への距離は遠い。個々の被災者の顔は見えないし、火事の熱や匂いは伝わらない。研究者は、自分たちの騒音がどれほどのものか気づかない。ただ、距離が離れているから「被爆」しないという捉え方は、あまりに単純であろう。被害の全体像が見えるだけによけいに恐ろしいということもありえるだろうし、統計的な数の情報であっても、そこで起きていることをリアルに想像できるなら大きな衝撃となるだろう。何よりも、〈内海〉の存在を見いだせるのは上空にいるからこそである。それが何を意味するかを否認せずに受け止められるかどうかは、別問題であるが。

第二の地上の位置は、現地に赴いて参与観察を行なうフィールド調査のようなものを想定するとよい。舟で〈外海〉から上陸し、〈外斜面〉から自分の足を使って探索していくイメージである。コミュニティに住み込み、研究対象者と寝食を共にしながら現地の文化を理解しようとする民族誌的《エスノグラフィック》な手法は人類学の長い伝統となっているし、ジャーナリズムにおける現場主義の取材方法や、当事者の証言を重視するオーラル・ヒストリーの手法などもこれに近いといえる。「先住民の視点に立って」とか「被害者の視点に立って」と

図10　研究者の位置

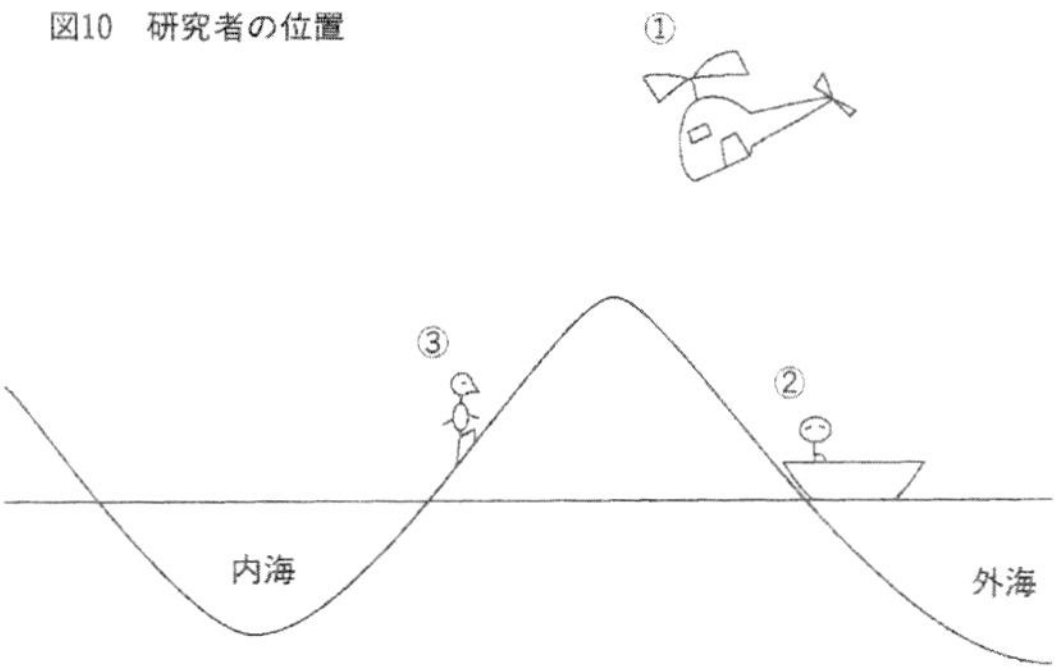

いった強調がなされることも、これらの手法では少なくない。

この位置の場合、研究者にも視野は開けておらず、全体像が見えるわけではない。今見えているものがどこまで一般化可能なのかは分からない。だから「客観性」に欠け、個別的で、より主観的な研究とみなされやすい。ただ当事者を襲った衝撃の大きさや、ショックの深さ、当事者にとってそのできごとがもたらす意味は生々しく感受される。そして衝撃は研究者をも襲うかもしれない。

研究者のあなたは、島で何か起きているらしいと興味をもって〈外海〉から上陸する。〈斜面〉を上っていく。状況を徐々につかみ、事情に詳しくなっていく。そこで起きている悲惨な問題を聞き及び、何か声をあげなければと思う。実際、雄弁になっていく。〈尾根〉に近づく。〈尾根〉は〈風〉が強く、挙げた声への賛同も批判も激しいが、熱意をもってあなたはその問題について語りつづけようとする。当事者の言葉には耳を傾けようとしない人たちに向けて、学術用語を駆使して説明を試みる。多くの人にこの問題をもっと知ってもらおうと、冊子を配り、本を書き上げる。

けれども〈尾根〉は風当たりが強くて、あなたはふらっと外側にぐらつく。もうこの問題はいい。自分はしょせん外部者だ、非当事者だ。よけいなことはすまい。運動に巻き込まれて中立性を失い、研究者として偏りすぎている、と陰口を言われるのはもうごめんだ。

偽善者だと非難されたり、脅しの手紙をもらってまで、踏ん張りつづける必要はない。〈外斜面〉を駆け下り、〈外海〉からの傍観者に戻る……。

もしくは、内側に向かう。登り坂はいつのまにか下り坂に変わっている。状況の悲惨さがくっきりと見え、あなたは声が出なくなる。内部事情に詳しくなればなるほど、事態は込み入りすぎて簡単なことは言えないと思う。声を挙げるより、まずは疲れ切った人たちを介抱するのが先だと、支援に徹する。あるいは声を挙げても事態は変わらないのだと諦めかける。今まで自分はあまりに単純に理解し語りすぎていたと感じ、自分の書いた本を抹殺したくなる。元気がなくなり、重力に引きずられるままに〈内斜面〉を下る。

〈波打ち際〉に近づく。たくさんの人が倒れている。〈内海〉が見えてくる。〈内海〉は〈外海〉と似て非なる海だ。血の海。地獄巡りの池のように、ふつふつと熱の泡を吹き出す海。色は青くても毒に満ちた海。あるいは、波もなく一見静かな水面なのに、急な引き潮に足を取られ、深みにはめられていく海。

戻りたくても戻れない。見てしまったものを頭から打ち消そうとしても消えない。〈波打ち際〉からは溺れかけた人がしがみついてくる。引っぱりあげようとしても力は及ばず、むしろ引きずり込まれそうになる。ふりほどき、逃げ出そうとする。誰かがささやく。そこまで知ってしまったら、もう外には出られないよ。秘密を知りすぎたよ。口外したらとんでもないことになるよ、と。別の声がささやく。いや外に出て言えばいいよ、誰も信じてくれないから。私たちと同じように大げさだ、嘘つきだ、頭がおかしいと言われるだけだよ、と。しがみついてくる手の感触や声はあなたの身体に刻まれ、忘れたつもりでも、ふとしたきっかけでまざまざと甦ってくる。

跳躍・帰郷の場・論文作成

上空から見下ろすか、地を這うか。鳥瞰図か虫瞰図か。etic か emic か。マクロかミクロか。量的研究か質的研究か。第一の上空の位置と、第二の地上の位置は対照的で、当事者との距離も、トラウマへの「被爆」や「感作」の程度もまったく違う。

第二の地上の位置においては、当事者の側が研究者から受ける影響も大きいことは指摘しておくべきだろう。フィールドに受け入れてもらおうと敬意や称賛を示しながら近づいてくる研究者に、当事者たちは仲間や支援者になってくれるのではと過大な期待を抱くかもしれない。遠くからわざわざきてくれた「まれびと」に歓待の伝統を発揮するかもしれない。「まれびと」のもちこむ物品や知識に幻惑されるかもしれない。

一方、「まれびと」が敵側のスパイや密輸出人である可能性も考えるだろう。以前やってきた研究者のふるまいから、疑惑や不信感を募らせているかもしれない。苦しい状況に当事者たちがおかれているほど、期待や歓待、幻惑は強く、同時に疑惑や不信感も強いだろう。期待や歓待、幻惑はやがて失望に変わるかもしれない。以前分析した当事者と支援者の間に起きる葛藤やトラブルはすべて、研究者との間にも起こりうる。

第二の位置においては同じフィールドという空間にいるため、研究者と当事者の間に同一化幻想がはぐくまれやすいが、両者は同じ地平にいるわけではない。研究者は必ず「跳躍」をする。学問には、概念化や理論化、一般化や相対化に向けてのモーメントがある。これが「跳躍」である。そのために、蓄積された知識の活用、歴史的理解、比較検討、複数の視点からの突き合わせ、構造的分析などの営為がついて回る。フィールドから時々離れ、図書館やデータベースにアクセスするのも、具体的な「跳躍」行為の一つである。

当事者と同じ場所にいても、研究者が携行するカバンの中には、所属学問領域の理論的・認識的前提、暗黙の価値観、専門用語、方法論、先行研究等が束になってぎっしりつまっている。現地の人がアクセスできない地図や写真、人口統計データなど俯瞰的な情報や、歴史的資料、他の地域との比較検討資料などももっているかもしれない。また研究者の身体にも、所属領域特有のハビトゥスが（程度の差はあれ）血肉化されている（宮地尚子「学問のクレオール」『一橋論叢』一二七（四）二〇〇二、一一六－一三五頁）。研究者のフィールドやテーマの選び方も、問題設定のしかたも、調査対象者との距離感のもち方も、実はそれらに規定されている。

そして研究者は、いずれ「帰郷」する。もちろんgoing native（そのまま現地の人間になってしまうこと）という選択もありうるし、それはそれでラディカルな、時には誠実な方法でありうるが、学問の枠からははずれたことになってしまうし、研究者自身も自らを「研究者」とは呼ばなくなるだろう。出身国やその文化という意味だけでなく、研究者は所属する学術世界に戻る。そこには明示的・非明示的な評価基準や行動のルールによってポジシオンをめぐる戦略と闘争が行なわれる独自の「場」がある（ピエール・ブルデュー／石崎晴己・東松秀雄訳『ホモ・アカデミクス』藤原書店、一九九七）。その「場」のただ中で、研究者はフィールド報告書や論文を書き、評価にさらされる。その「場」でよい評価を得ることによって、職を得、研究資金を得、さらなる研究を進め、教育にあたり、昇進し、その場を再生産するメンバーになっていく。

研究者の賭け金がかかっているのはフィールドではない（もちろんインフォーマントである当事者の「機嫌」を損ねずに、フィールドに戻ることができるような配慮は必要だから、賭け金がゼロというわけではないが）。これは権力関係やポジシオンをめぐる闘争にとどまる問題ではない。ミシェル・フーコーのいうように、真理は知の体系に依存している。研究の最終成果である論文においては、専門知のシステムの前提条件や方法的限定、言説のルールに合った情報のみが知識＝真理として報告され、評価される。論文の宛名、想定される読者・受け手は、けっして当事者ではないのだ。

当事者と研究者の間の同一化幻想は必然的に破滅する。研究者は論文に何をどこまで書くのか、書いたものを当事者に送るべきなのか、送ってどういう反応を受けるのだろうかということに早晩悩まされることになる。「当事者と親しくなればなるほど、研究者として優秀であって、素晴らしいものが書ける」といった思いこみが、いかに甘いロマン主義だったのかに気づかされる。「当事者の視点」は「学問的中立」のもとに相対化・抽象化され、「当事者のため」という熱意は、学術的な「場」からの要求と齟齬をきたすか、パターナリスティックな専門家倫理に変容していく。

当事者は、研究者個人の背景に自分たちの知らない物事が多々あったことに徐々に気づく。友達のようだと思っていたのに、送られてきた報告書ではまったく違う難しそうな言語を駆使している。置いてけぼりをくらったようだ。言葉の分かる人に翻訳してもらうと、自分たちとの親密な会話が記録され、親族やコミュニティのことが批判的に書かれているという。研究者に裏切られたように感じる。コミュニティからは、内部の秘密を外部に漏らしてしまった恥さらしだと非難される。人類学の遠い調査地のことだけではない。フェミニズムの難解化にたいしての「一般女性」の批判や失望感なども、これに関係する。

またトラウマを負った当事者にとっては、研究や学問の標榜する中立性、距離を置いた傍観者的態度、一般化や相対化していこうとする姿勢、懐疑的で批判的な分析、言語化や合理的説明をつねに求める思考、何でも明らかになればなるほど良いという価値観といったもの自体、受け入れがたく感じるかもしれない。自分の圧倒されるような経験が軽視されるような感じ。ワンオブゼムにされてしまうことへの抵抗。知られすぎてしまう恐怖。自分でも見たくないものを見せつけられることへの拒否感。トラウマから来る回避症状や、恥や痛みが考慮されず、秘密にしておきたかった自分の経験が記録に残り、人々の目に触れつづける可能性。

研究者から当事者への接近や接触のあり方、そこでの互いの位置、その中で当事者をさらに傷つけたりしないような配慮、というのはもちろん大事だ。けれど研究者にとっても当事者にとっても後でより重要になるのは、そういった直接の関係よりも、むしろ研究の成果物の提出のされ方のほうかもしれない。にもかかわらず、当事者との関係については、調査プロセスのほうが重視されがちで、研究成果の報告・発表・表象のされ方については研究対象者のプライバシーの保護が強くいわれるくらいで、あまり議論されていない。研究成果の内容は倫理でなく、真実・事実によって決まると思われているからだろうか。

当事者研究

研究者の位置を二つに定式化したが、もう一つのパターンを示しておきたい。それは当事者が研究者になるというパターンである。前の図10では③の、〈内斜面〉を徒歩で登っていくイメージである。すでにできている環状島の地上を登っていくようにみえるが、実際には研究者が歩んでいく軌跡がそのまま環状島の稜線になっていく、という動的な捉え方のほうが正確だろう。

私の中ではネイティブ人類学者《アンソロポロジスト》がまず思い浮かぶが、自分の抱える問題に取り組むという意味では、フェミニズム、マイノリティ研究、ポスト・コロニアル研究、障害学などもここに含まれるだろう。最近では、当事者学とか当事者研究という形で認識され、患者学といった形でも広がりを見せつつある。

トラウマをめぐる発話に関して、当事者による研究は非常に重要な位置にある。それはまず何よりも、学問の営みから歴史的に排除されてきた人たちと、トラウマを受けてきた人たちが大きく重なっているからである。排除のされ方は、市民権を与えられず、教育の機会を得られなかったというのがもっとも一般的だが、それはつまり「人間扱い」されていなかったということであり、生活のさまざまな領域において搾取や侵入を拒む力や、異議申し立てをする権限を奪われていたということである。

また、学問の営みこそが、トラウマをもたらす直接の原因であることもある。これには先住民の子どもたちのように、学問をすること（教育を受けること）が主流派への同化政策と結びつき、マイノリティとしての自己否定や自己憎悪、コミュニティの崩壊につながってしまうといった例があげられる。また、障害者や病者のように、治療や救済、矯正の対象になればそのまま研究や管理の対象にもなるとみなされ、主体性や尊厳を奪われる扱いをされたり、学問をする側ではなくされる側として、パターナリズムによる専門家支配に絡め取られるという例がある。

植民地主義がまがりなりにも否定すべきものとされ、民族やジェンダー、障害の有無などによる差別が批判されるようになった現代、学問の営みからこれまで排除されていた人たちや、学問によって傷つけられてきた人たちが、「自分探しの旅」から「ネイティブ人類学者」への道をたどろうとし（冨山一郎『暴力の予感』岩波書店、二〇〇二）、「当事者の時代」を堂々と宣言するようになっている（中西正司・上野千鶴子『当事者主権』岩波新書、二〇〇三）。そこには解放があり、同時に苦悩がある。

まずは解放である。浦河べてるの家『べてるの家の「当事者研究」』（医学書院、二〇〇五）

には、学問の原初の喜びのようなものがあふれている。「いったいぼくは、どんな法則に支配されているのか」、それを知りたくて「精神障害」や「生きる苦労」を抱えた当事者たちは、「冒険心」にワクワクし、目を輝かせながら自らについての研究を始める。「問題と人との、切り離し作業」からはじまって、「自己病名をつける」という名付け直しの作業、「苦労のパターン・プロセス・構造の解明」、実験、検証と研究は進んでいく。それは「幻覚や妄想など不快な症状に隷属し翻弄されていた状況」から「生きる主体性を取り戻す作業」となる。専門家に「自分の苦労を丸投げ」するのではなく、「自分の苦労の主人公になる」のだ。「「問う」という営みを獲得すること」がどれほどのエンパワメントをもたらすのか、逆に言えば「専門的知」がどれほどの弊害をもたらし、専門家のパターナリズムがどれほど当事者の力を奪ってきたのかがそこには鮮やかに示されている。

しかし、最初の解放感や高揚感の後には、長い混乱と窒息感の時期がやってくるかもしれない。特に「専門家に対抗したような研究」をめざし、自分自身が専門家になると決めた当事者は、学問という枠そのものの窮屈さや抑圧性、学問の「場」のもつ排他性に気づかされる。そして、どのように「跳躍」するのか、どこに最終的に身を落ち着けるのか、といった難しい選択に自分自身が引き裂かれそうになる（宮地尚子「揺らぐアイデンティティ」『トラウマの医療人類学』みすず書房、二〇〇五所収）。そんな状況に身を置いて、E・B・デュ・ボイスは「二重意識」を指摘し、フランツ・ファノンは「自らを問いつづける身体」を語り、グロリア・アンサルドゥーアは「十字路になりなさい」ときみに呼びかけ、エドワード・サイードは「亡命者」として知識人をとらえようとする。「ネイティブ人類学者」が自分の出自を遡り、現在までの軌跡を辿り直すことには、深い痛みが伴うだろう。「外傷的絆」は、ふるさとのコミュニティや家族とも、読み書きを教えてもらった学校や教師とも結ばれているかもしれず、それは振りほどくことも、どちらかを選ぶことも簡単にできないしろものだからだ。

当事者としての経験と学問的な言語能力を兼ね備えているのだから、本来なら環状島の〈尾根〉でどれだけでも雄弁に語れるはずなのに、「ネイティブ人類学者」は自分の発する言葉そのものが自分を裏切っているようで、「失語症」に陥るかもしれない。既存の学問の言葉で伝えようがないものを伝えようとするとき、「エクリチュール・フェミニン」「バイリンガル・テキスト」「クレオール主義」といった言葉の模索と格闘がはじまる。サブカルチャーとみなされる領域で、音楽や芸術の実験・実践が炸裂する（ポール・ギルロイ／上野俊哉・鈴木慎一郎・毛利嘉孝訳『ブラック・アトランティック――近代性と二重意識』月曜社、二〇〇六）。過去の抑圧や傷や恥、将来の暴力の予感といった「一部圧倒性」や「一部了解不能性」は、暗号のようにテキストの襞の奥に織り込まれる（冨山、前掲書）。

「ネイティブ人類学者」は、インフォーマント以上、欧米の人類学者未満の存在として、一般に伝わるよう複数言語を駆使できる便利な存在として、いつでも「許可証《トークン》的マイノリティ」にも「植民地支配の道先案内人」にも登用されうる。暗号が見逃されているかぎりは。

10 環状島と知の役割

「あなたも社会学者なら研究者としてきちんと貢献してよ。生半可な実践家になんかならないでいいから、社会学者としての仕事をきちんとして、私たち実践家に返してよ」（薬真寺満里子）

（春日キスヨ『父子家庭を生きる——男と親の間』勁草書房、一九八九、一八七頁）

「君の国ではね」、北米の研究者仲間にイグナチオ・マルティン・バロが言ったことがある。「(研究者は）出版しろ、さもなきゃ消え失せろ（publish or perish）だろ。でも俺たちの国では、出版したら消されちまう（publish and perish）んだよ。」

（Ignacio Martín-Baró（Adrianne Aron, Shawn Corne eds.）, *Writings for a Liberation Psychology*, Harvard University Press 1994, p. 2）（拙訳）

「どうしたら真実委員会を作れるの?」」最前列にいたビルマ人少女は真顔で尋ねてきた。（ティモシー・ガートン・アッシュ）

（プリシラ・B・ヘイナー／阿部利洋訳『語りえぬ真実』平凡社、二〇〇六、五頁）

研究者・専門家・知識人の役割

前章では、環状島における研究者の位置について、上空のヘリコプター、地上のフィールドワーカー、当事者研究という三つに定式化して議論した。また研究に必然的な「跳躍」「帰郷」、論文作成・成果公表というプロセスについても考えた。本章では、研究者や専門家・知識人が環状島をめぐってどんな役割を果たしうるのか、その可能性を、当事者との直接の関わりや、環状島の〈外斜面〉からの発言という直接的行為から少し離れ、より大枠で考えてみたい。

少なくとも以下のような可能性を、研究者や専門家・知識人に期待してみることはできるだろう。

（1）〈海〉しか見えないところに環状島を浮かび上がらせるきっかけをもたらす（2）イシュー化のための概念や用語を生みだし、環を作りやすくする（3）〈内海〉の大きさと深さを推定・測定する（4）〈波打ち際〉の徴候を感じ取り、読み解いて、〈内海〉を小さくする（5）〈内斜面〉の地を這う人たちの情報を外に持ち出し、広く伝える（6）〈内斜面〉を這う人たちに上空や外からの情報を渡す（7）既存の見方とは異なる切り口で環状島を描いてみる（8）島の土台を支える（9）〈水位〉を下げる、というものである。

順に見ていこう。第2章の環状島の生成過程の図（三五頁）を参考にしてもらってもいいかもしれない。

（1）の「〈海〉しか見えないところに環状島を浮かび上がらせるきっかけをもたらす」は、たとえば新しい歴史文書を見いだしたり、歴史文書の中から忘れ去られていた事件を掘り起こしたり、原因不明とされてきた死亡や病気・事故の発生から疫学的な特徴を見いだし、被害要因を見いだすといったものである。海外で発生した「奇病」の情報に、過去日本で発生した公害被害と類似の症状を見いだせば、金属中毒や大気汚染の可能性を調査・分析することにつながるだろう。イタイイタイ病や水俣病、四日市ぜんそく類似の被害は、世界の開発現場のあちこちで起こっており、専門家の知識が活用されうる。

（2）の「イシュー化のための概念や用語を生みだし、環を作りやすくする」は、たとえば「セクシュアル・ハラスメント」や「ドメスティック・バイオレンス」といった言葉を作り、それを概念化・理論化していく営みである。自分で生みださなくても、海外の文献から画期的な概念を紹介するという行為もここに含まれるだろう。今まで漠然と感じていた違和感や苦悩、痛み、理不尽さに言葉が与えられたとき、人は孤立から抜け出し、ばらばらに存在する「仲間」への呼びかけが可能になる。周囲からも応答が可能になり、つながりの中で問題の社会性を認識することができるようになる。敵に対する「理論武装」や、傍観者に理解してもらうための説明の言葉を得ることができる。そういった言葉や概念をつくるのが研究者や専門家である必然性はもちろんない。「現場」や「実践」の中でこそ生まれる言葉やとらえ方もあるに違いない。ただ、それらを聞き取り、概念化・理論化していくのは、知的な資本とエネルギーと余裕を与えられている者に適した作業かもしれない。一方的な流用や占有にならず、初期の触発性を保ちながらそれを行なうことはさほど容易ではないが。

（3）の「〈内海〉の大きさと深さを推定・測定する」は、問題が表面化した後も自分からは声を出せずにいる人や、すでに闇に葬り去られた人たちの存在を確認し、把握する作業である。たとえば、政府軍による拷問の事実が浮かび上がったとする。生き延びた拷問被害者の一部は証言台に立てるかもしれないが、証言をする能力や気力、資源を奪われた人も少なくないだろう。そういう人たちがどれだけいるのか、どのような状態におかれ、どのように生きているのかを探るためには、ある程度の知的訓練を必要とするだろう。殺されてしまった人たちの遺骨や遺体を発掘し、それらを法医学的に鑑定して拷問被害の証拠をみつけるといったことも、ここに含まれる。もちろん単純に死者や犠牲者、行方不明者の数を数え、それぞれの名前や死因、最後に目撃された場所を確認し、遺族に伝えるといったことも含まれる。これらの基礎的な情報のデータベース化は、将来の法的処罰や補償、和解のために欠かせない資料となるだろう。

近年、紛争後の移行期社会において真実究明や和解に向けての真実委員会の役割がクローズアップされているが（ヘイナー、前掲書）、当然そこでの専門家の役割は大きい。これらのデータや情報を記録した真実委員会の報告書は、慰霊や追悼のための重要なステップとなり、国家やコミュニティのいわば「未来の歴史」を方向付けするといえよう。

一方、トニ・モリスンやエドゥアール・グリッサン、マリーズ・コンデらは、当事者の証言が残ることが原理的に不可能であった歴史的事実、たとえば奴隷貿易の輸送船の中での無数の死やレイプについて、文学的表現によって被害者の生と苦悩を再浮上させている（トニ・モリスン／吉田廸子訳『ビラヴド』集英社文庫、一九九八、エドゥアール・グリッサン／管啓次郎訳『〈関係〉の詩学』インスクリプト、二〇〇〇、マリーズ・コンデ／風呂本惇子・西井のぶ子訳『わたしはティチューバ』新水社、一九九八）。放置されてきた歴史的不正義に向かい合うこのような試みも、別の形で〈内海〉に光を当てていると言えよう。

（4）の「〈波打ち際〉の徴候を感じ取り、読み解いて、〈内海〉を小さくする」は、たとえば支離滅裂であったり、冗長でまとまりのない被害当事者の話を整理し、翻訳する作業である。それは、〈内海〉に沈みかけた人を〈波打ち際〉から引き上げる作業にもなるだろう。ジュディス・バトラーのインテリジビリティ（発話明瞭度・明解度）の議論とも重なるものがあるかもしれない。

統合失調症と診断されてきた人の「幻覚・妄想症状」が実は過去の暴力被害のフラッシュバックであることを見いだし、丁寧にトラウマケアを行なうことで、徐々にその人の話の内容が第三者にも理解可能なものになっていくといったことがある（John Read ed., *Models of Madness : Psychological, Social and Biological Approaches to Schizophrenia*, Brunner-Routledge 2004）。首を絞められた跡がフラッシュバックの際に身体にも浮き出るといった症状から、声にならない記憶を読み取るといったこともある（白川美也子「歴史とトラウマと解離」、森茂起編『埋葬と亡霊』人文書院、二〇〇五）。

ＤＶにおいては、加害者は理路整然と自分を正当化できるが、被害者の話は迂遠で要領を得ないため、被害者のほうがおかしいのではないかという誤解をもたらすことがある。これは被害が長期かつ複層的なため、実際に概要をまとめるのが困難であることのほか、それまで被害者は孤立化され、ずっと自分の言い分を否定されてきたために、説明する自信や話せば分かってもらえるという信頼感、他者に語るという練習の機会をも奪われてきたこと、加害者の言い分を内在化させられ思考が混乱させられてきたことなどからきている。その混乱が被害者に共通する特徴であることを専門家が理解し、周囲に伝え、時間とサポートを保証すれば、被害者が安心感と余裕と自信を取り戻すにつれて、その語りにもみちがえるほどのまとまりと深みが現れはじめる。聞いてくれそうな人、わかってくれそうな人がいるということを感じ取るだけで、どれほど発話の量や質が変わってくるかには驚かされるものがある。同様に、映画『ショアー』に出てくるホロコーストの生き残り、シモン・スレブニクは、監督のクロード・ランズマンが最初会ったときにはまとまった会話ができなかったというが（鵜飼哲・高橋哲哉編『『ショアー』の衝撃』未來社、一九九五）、映画の中では淡々とした語りで、人々を釘付けにする重みをもった証人になっている。

〈波打ち際〉の徴候とは、症状だけではない。先祖の霊や土地の魂といった形でも現れる。それらに感応するシャーマニスティックな感性もまた、〈波打ち際〉の徴候を繊細に受けとめる装置の一つと言えるだろう。学術分野では誰もが確認できるようなエビデンス付きの合理的な思考が重視されがちだが、宗教や神話的思考、憑依現象などは人間の深層心理や文化に深く作用してきた。古代から人類は傷つきながら生き延びてきたのであり、これらの知恵は〈内海〉に堆積し、波に洗われながらつねに感受されるのを待っている。相対性理論以降の物理学や最先端の生物学・医学・心理学などにおいても、従来「非科学的」「オカルト」とみなされていた現象や思考が再評価されつつあり、これらはトラウマを理解する上でも欠かせないものとなっていくだろう（アーノルド・ミンデル／藤見幸雄・青木聡訳『24時間の明晰夢』春秋社、二〇〇一、中沢新一『芸術人類学』みすず書房、二〇〇六等）。

そして徴候は、芸術や詩的文学、舞踏や演劇的な表現の原型といった形でも、その存在を指し示す。叫ぶ、歌う、踊る、こねる、ねじる、描きなぐる……。自発的なものはもちろんのこと、それらの表現を当事者に試みてもらうことによって徴候が了解可能な意味をなしてくることもあるだろうし、了解不可能ながら深い何かを伝達することもあるだろう。芸術療法やオルタナティブ・アートでもいい。ナヌムの家のハルモニたちの絵、ニキ・ド・サンファルの造形、ツェランの詩でもいい。論理的言語以外の伝達の可能性は無限にある。批評家や評論家といわれる人たちがこういった徴候を繊細に聞き取る感性をもつかどうかは、文化の深さや豊かさに直接関わる問題である。

このほか、原発事故後に周辺住民の健康診断を定期的に行ない、地域の放射線量を継時的に測定して、その関連性を追うといった、まったく異なるタイプの専門的業務もまた、〈波打ち際〉の徴候を読み取り、〈内斜面〉の裾野を広げ、環状島の環を大きくしていく作業と言えるだろう。

（5）の「〈内斜面〉の地を這う人たちの情報を外に持ち出し、広く伝える」は、〈内海〉

や〈波打ち際〉、そして〈内斜面〉で起きている恐ろしい状況を目撃し、観察し、記録し、移動の自由を利用してそれを外に持ち出し、証言者となるといった方法である。ホロコーストのときも、外部に情報を持ち出そうと努力した人たちは多くいた。困難のなか、持ち出すことに成功した人もわずかながらいた。それらを聞く耳をどれだけ社会がもっていたかはまた別の話であるが。

内部告発もここに関わるかもしれない。その領域の専門家や技術者でなければ分からない不正について、内部で進言や努力をしても改善策がすすまない場合、自分の職務を失う危険をおかしながらも外部にその情報を伝えることは、専門家であるからこその重要な任務と言えよう。

(6)の「〈内斜面〉を這う人たちに上空や外からの情報を渡す」は、たとえばDVの被害者に、DVに関する本や全国実態調査結果などの情報を伝え、自分だけが被害者ではないこと、被害にはパターンがあり、加害者にも共通の特徴があることを理解してもらうといったことがあげられる。地図を渡され、上からの描写を見ることで、被害者は自分がどこに追い込まれているかを認識できる。そして加害者から与えられた情報や世界像、自己像から解放され、自分だけを責めていた状況から逃れるきっかけを得られる。

(7)の「既存の見方とは異なる切り口で環状島を描いてみる」は、さまざまな要素が絡み合った複雑な問題を整理することで、従来とは別の切り口からその問題に取り組む端緒をつくるというものである。すでに重層差別や複合差別で分析してきたように、どんな被害もどんな事件もさまざまな切り口が可能であり、複数の環状島を想定しうる。それぞれの切り口、それぞれの島によって、誰が当事者となるのか、誰に、どのような異議申し立てをすればよいのか、過去のどのような事件や経験が参考になるかということは変わってくる。

たとえば水俣病に関して、疫学者の津田は原因をメチル水銀と考えるべきではなく、「水俣湾岸の魚介類の摂食」と捉えるべきであり、食中毒として認識して対応していれば、これほど被害が拡大することはなかったことを指摘している（津田敏秀『医学者は公害事件で何をしてきたのか』岩波書店、二〇〇四）。私はその指摘を読んだとき、目から鱗が落ちる気がしたが、現在でもそういった理解はほとんど知られていないし、公衆衛生学的な知識や思考になじんでいなければ、たしかに難しい発想の転換かもしれない。しかしこの捉え方は、「原因物質が究明されないかぎり対策を取ることができない」と言い逃れをしてきた行政の怠慢を暴き、それに加担してきた「権威ある」医学者たちの発言や行動、「一定の症状がそろわない患者は認定できない」という論理の誤りを、科学という同じ土俵で暴いている。

（8）の「島の土台を支える」は、必ずしもトラウマとは関わりのないような日常の業務をたんたんと丁寧にこなすこと、それによって当事者が生き延びやすくなり、余裕をもって生活しやすくなり、声を挙げる体力・気力を取り戻すのを支援することである。たとえば傷を負って仕事ができなくなった人に診断書や年金申請の書類を書く。症状が今以上に悪くならないよう基本的治療を丁寧に行なう。トラウマを扱うというのは、既存の知識を用いて、将来予測できることを本人に伝える。トラウマを扱うというのは、法廷で専門家意見を述べたり、精神鑑定をするといった劇的な状況ばかりではない。日頃から医師や法律家などの専門家は、過剰申告や嘘を見抜くゲート・キーパーとしての役割をもたされている。その役割を捨て去ることはできないが、濫用せず、相手に敬意を払いながら任務をこなしていくことの重要性ははかりしれない。専門家がトラウマの「ずっと手前」に留まり、日常的実践の中で本人に日々のささやかな楽しみや安心感を取り戻してもらうこと、デイケアなどで居場所や人とのつながりを提供することが、その人の本来の強さの回復や生きる希望につながっていく（中井久夫『こんなとき私はどうしてきたか』医学書院、二〇〇七）。

（9）の「〈水位〉を下げる」とは、聞く能力をもった受け手をつくること、弱者が自由に語ることのできる場所や媒体を提供したり広げること、一般市民に情報提供することなどであり、広い意味での教育や啓発である。同時に研究者や専門家自身が一市民として、被害当事者の訴えに耳を傾け、そこに含まれる意味や重みを掬い取ることも、自ら発話することに比べて一見受け身で目立たないが、非常に重要な役割だといえよう。

学問領域による差異

以上は、網羅的なリストではないし、システマティックな分類でもない。おそらく他にもさまざまな作用のしかたが環状島に対して可能であろう。また学問の中でも領域による差異があるだろう。研究者・専門家・知識人は、一見何もないところに何かの存在を見いだし、それを名付けたり、測定したり、表現・表象するための技術や知識、訓練を与えられている。しかし、その内容や方法論は学問領域によって異なる。ある領域を選んでしまったらもはや問うことのできない問いもある。各領域では、いつも最初から議論を蒸し返さずにすむように、ある程度議論の前提が明示的または暗黙に設定されているからである。

トラウマをめぐる「真実」の理解について、心理学・精神医学と法学とでは〈水位〉が違うことは第2章で指摘した。ただ法が今のままの法である必然性は必ずしもない。また法では見えるけれども心理学や精神医学では見えなくなってしまう「真実」というものもあるに違いない。

領域によって見えてくるものが違うこと自体は悪いことではない。上記の説明で、自然科学や疫学、歴史学、文学、芸術などまったく異なる領域を並列して挙げていることに抵抗を感じる人もいるだろう。たしかに、史料をもとにした実証的な歴史研究と、想像力と創造性を駆使したフィクションとしての文学では相容れないものがあるかもしれない。しかし、トラウマをめぐる真実がつねに〈内海〉という表出不可能性を中心に抱えて存在するかぎり、それは必然的なことであり、矛盾というよりも相補的に捉えることができる。そうすれば、個々人の精神的苦悩に深く分け入るアプローチだけでなく、経済学や統計学など一見トラウマとは無関係のようなマクロな分析を行なう学問領域にも、〈内海〉を探り当て、見えないものを可視化させる機能が備わっていることが見えてくる。

各領域の特異性を踏まえ、異なる複数の切り口によって、立体的に〈内海〉を、そして環状島を浮かび上がらせること。そのためには、なるべく学際的で開かれたアプローチがトラウマ研究に望ましい。ただ実際には学問的棲み分けが、何かを見えないままにしておくための方便にしばしば成り代わってしまうこと、それは学問間や学派間の覇権争いとも深く結びついていることについては敏感でありたい。今後、ある学問だと何が見えて何が見えなくなるのか、それらがどれほど可変的なのかを明確にする「比較学問学」のような分析が重要性を増すかもしれない。

役割の悪用や迫害

ところで、研究者・専門家・知識人が、一見何もないところに何かがあることを見いだすための技術や知識、訓練を与えられているなら、それは逆にも用いられうる。つまり、環状島を浮き上がらせたり、〈内海〉の広さと深さを測ることができるなら、環状島を沈ませたり、〈内海〉の広さと深さを誤測することもできるはずであり、先ほどの（1）－（9）の逆もすべて可能になるわけである。

簡単にふりかえってみよう。

（1）環状島のきっかけになりそうな何かが浮かび上がったら、小さいうちにつぶす（2）既成の学術知識にこだわり、新たなイシュー化を促す発想を学問の名のもとに否定する（3）〈内海〉を測定したり調査することを怠ったり回避する、出てきたデータや証拠を隠蔽・改ざんしたり偏った解釈を施すなどによって、〈内海〉の存在を否定したり、過小評価する（4）証拠や証言の正確さを厳密に要求したり、整合性や論理性にのみ信をおいたり、ヘリコプターの爆音のように非本質的な情報や解釈を氾濫させることによって、〈波打ち際〉の徴候を聞き取れないようにする（5）〈内斜面〉に入り込んだ研究者が外に戻ってこられないようにしたり、外に持ちだされた証言の信用性を学術的に奪う（6）中に情報を持ち込もうとする研究者を非難・妨害・排除したり、誤った情報を意図的に流す（7）異なる切り口や異なる領域からの意見は無視してかかるか、オルタナティブな捉え方を「過激」「非科学的」と非難する（8）予算をまわさず慢性人手不足にしたり、志気を低めたり、過重な責任を負わせるなどして、日常の基本的業務が滞るような状態を現場にもたらし、島の土台を崩す（9）弱者への偏見を助長させたり、教科書やカリキュラム、メディア報道の内容に介入したり、情報へのアクセスを制限するなどして、〈水位〉を上げる、といったことになるだろうか。

実際に研究者・専門家・知識人がこれまでどんな抑圧や加害への加担、隠蔽の機能を果たしてきたかについては、医療に限っても水俣病、ハンセン氏病、薬害エイズ問題など枚挙にいとまがない。「御用学者」は研究費を優先的にあてがわれるし、「学識経験者」「有識者」として政府の諮問委員会や懇談会に呼ばれ、政策にお墨付きを与える役目はプライドをくすぐる。資格や免許制度、認定制度などは専門職者の自律を保証するが、それは専門職者以外の介入を阻止・排除する機能を果たす。そういった中で、一般市民が知らないだけの「完全犯罪」、専門家たちによって水面下に沈められた環状島はおそらく無数にあるだろう。

このほか人類学が植民地化に寄与してきたという歴史も例に挙げられよう。研究という名のもとでの情報や文化の搾取、流用・盗用・悪用の記憶がまだ生々しい元被植民地や先住民の間では、いまだに「リサーチ」は「ダーティー・ワード」であるという（Linda Tuhiwai Smith, *Decolonizing Methodologies : Research and Indigenous Peoples*, Zed Books 1999）。

一方、環状島を浮かび上がらせようとする研究者や専門家・知識人には迫害や抹殺の可能性もある。日本の戦前・戦中の言論統制はもちろんのこと、世界各地の全体主義国家や軍事政権、国家テロリズムの中で専門家や知識人は弾圧のターゲットになってきた。冒頭引用の心理学者マルティン・バロは牧師でもあり、「解放の神学」を心理学に結びつけ政治的抑圧と闘ったが、一九八九年にエルサルバドル政府軍により殺されてしまった。それほどあからさまな弾圧ではなくても、特定の研究者がバッシングにあったり、「偏向」「危険思想」という評判を流されることによって、問題隠蔽やもみ消しが行なわれることもある。信用性や中立性はアカデミズムにおける賭金として重要だから、研究者や科学者はこういった攻撃に脆弱性をもつ。トラウマに関してはＦＭＳ（虚偽記憶）論争が記憶に新しいが、攻撃の対象となるかもしれないという怖れによって、被害者に近い専門家がその問題から自発的に手を引くよう仕向けられるメカニズムがそこにはある。これは被害者を孤立化させ、加害から世間の目をそらすためのきわめて効率のいい作戦と言える。

また、他の人には見えないものが見えるという能力をもつ人に対して、権力者や支配者は寛容ではない。古くは魔女裁判にしても、薬草の知識や分娩介助など治療的技量をもつ農民階級の女性が組織化することに対して、教会や社会の支配階層が恐怖や嫌悪、敵視を募らせたためにもたらされた、という一面がある（B・エーレンライク、D・イングリシュ／長瀬久子訳『魔女・産婆・看護婦』法政大学出版局、一九九六）。

より巧妙な形としては、ある領域の専門家を育てないといったこともある。たとえば、日本のDV被害者支援において、二〇〇一年のDV防止法制定は大きな意義があったが、法運用では既存施設や人材を利用しており、新規についた予算はそれほど大きいものではない。支援者としてDVの知識やノウハウをいちばん蓄積していく相談員のほとんどは非常勤であり、収入は限られており、昇進の可能性どころか将来の身分保障さえない。DV被害者支援は広い知識と繊細な技術を要する責任の重い仕事だが、彼女たち（相談員のほとんどは女性である）はいつまでたっても専門家とみなされないし、どれほど優秀であっても専門職や大学教職などへの道は開かれていない。培った知識技術が実地で後輩に伝えられるとしても、それは個人的経験に彩られた試行錯誤のもののままである。得た知識や工夫が集積・統合されるための高等教育や、次の世代の専門的人材育成のシステムはないのである。このことはDV被害者支援の質の向上を妨げるだけでなく、被害者にとって真に役立つ政策や予防活動などDV問題への包括的な取り組みを進めるうえでも大きな支障となる。つまり、DV被害に関しては、〈水位〉が下がらず、〈内海〉も小さくならず、環状島の環はいつまでたってもか細いものでありつづけることになる。

悪用できない知はない

ところで、トラウマに関しては、疫学や脳画像研究、文化社会研究、文学研究などさまざまな方向で研究がすすんでいる。これらは、環状島を浮かび上がらせ、〈内海〉を正確に測定したり、〈波打ち際〉の徴候を聞き取ることに直接役立つ。しかしそれらの知は、政治支配や文化的操作、そして軍事作戦にも当然のことながら役に立つ。戦争においては敵国の「国民感情」を理解し、情報戦や心理戦を展開することが不可欠だろうし、拷問の「技術」は各国の軍隊で当然のように伝達されている。近年の旧ユーゴスラビア紛争下での性暴力と民族浄化は、組織的かつ確信犯的に、トラウマの作用を「武器」「戦術」として用いた例といえるかもしれない。

米軍の心理学者デーヴ・グロスマンが執筆した『戦争における「人殺し」の心理学』（安原和見訳、ちくま学芸文庫、二〇〇四）の内容はかなり衝撃的で、兵士がいかに戦場でも人を殺すことに抵抗感をもつか、殺傷がどのような心理的影響を兵士にもたらすかが、両世界大戦やベトナム戦争の分析をもとに描かれている。けれどもそこからは、兵士の発砲率や殺傷率を上げるためのノウハウや、なるべく兵士がトラウマを負わずにすむ方法をも学ぶことができる。具体的には、命令する人と実行する人を分けること、敵と距離を置くこと、大量の物資を短期間に投入してとにかく戦争に勝つこと、帰還兵を社会が暖かく敬意をもって迎え入れることなどがアドバイスとして示唆されている。そして、湾岸戦争などで米国はそれらを忠実に遂行してきたといってもいい。市販され誰もが手に取れるような本でさえこれだけの情報が書いてあるのだから、軍中枢の担当部署にはどのような専門知識が蓄積されているのだろうと考えさせられる。

このように、トラウマをめぐる知は確実に「支配者」側にも「加害者」側にも利用されている。だからといって知そのものが否定されるべきではないだろう。おそらく、悪用できない知は存在しない、と私は思う。もう少し言うなら、悪用できないような知など、たぶんたいした知ではない。それでも、というか、だからこそ、研究者や専門家、知識人は自分の知的営為のおかれた文脈や波及効果をもっと意識してみる必要があるし、知的営為を可能にする資金の流れや、生みだされた知識の流通のされ方に、より敏感になる必要がある。

新しい知識人像

遺伝子操作や機能的脳画像検査など、科学技術が発展し、専門分化し、それらが巨大な産業や資本、経済と結びついている現代において、高度な専門知識をもつ科学者の役割、ミシェル・フーコーのいう「特定領域の知識人（特殊的知識人）」の役割はますます重要になってくるといえるだろう。しかし専門分化が極度に進んでいるからこそ、同時に、起きている物事を総合的に見通す「普遍的知識人」も貴重になってくるに違いない。

「普遍的知識人」の役割については議論もあるし、すでに消滅しているという指摘もある（ノーム・チョムスキー／清水知子・浅見克彦・野々村文宏訳『知識人の責任』青弓社、二〇〇六）。ただ、「衛星的暴力」が世界を覆い（今福龍太「メディアと世界同時性――衛星的暴力の彼方へ」http://www.cafecreole.net/WTC/AfterWTC-4.html）、もはやヘリコプターのように音や姿で眼差されていることがわかる形ではなく、衛星経由であらゆる場所が観察され、あらゆる痕跡がトレースされ、犯罪者の監視や子どもの管理に使われる時代、世界中の惨事が衛星と巨大メディア資本の選択的フィルターを通して各家庭のテレビや個々人の携帯画面に配信される時代、飛行機で上空から落とされる原爆ではなく、コンピュータ制御で超遠距離から発射される弾道ミサイルによって戦争の勝敗が決まる時代、従来型の「特殊的知識人」も「普遍的知識人」もどちらも十分ではないのかもしれない。

一方で、市民の教育レベルが全体的にあがり（どんな教育かにももちろんよるが）、かつ弱者のエンパワメントがすすめば、判断を専門家に委ねるしかないとされたときにも、それを疑ってかかり、誰もが当事者研究をする基盤は維持される。自己肯定感を根こそぎにされなければ、「専門家でもない者が口出しをするな」という物言いに対し、「でも、専門家だからこそ切り捨ててしまう視点や事実がある」と言い返すことができる。流通経路さえ断たれなければ、専門家とは異なる回路の思考や表象、パフォーマンスで情報を攪乱・操作することはできる。そういう意味では、みんなグラムシやギルロイのいう「有機的知識人」になりうる（上野俊哉「チョムスキー、知識人の十字路」前掲『知識人の責任』所収）。たとえば本書でとりあげた晴野まゆみは「学者」「研究者」ではない。けれども自分のおかれた状況を観察し、分析し、文章化するという彼女の行為は当事者研究の営みそのものであった。彼女の「リサーチ能力」が、彼女の雄弁性をもたらした。いや、当事者でなくても構わない。ジュリア・ロバーツ主演の映画『エリン・ブロコビッチ』の主人公のように、たまたま被害者と出会ってしまったシングルマザーでもいいし、在野の専門家、アマチュア研究者、ただのオタクでもなんでもいい。インターネットが世界に情報の民主化をもたらすという夢はすでに現実からかけ離れたものであることが明らかになったが、それでもこれまで発話や表象へのアクセスをもたなかった弱者が、「情報操作」の対象から行為者に変わる契機は増えているに違いない。

かくれ当事者研究もしくは抽象化の効用

当事者との直接の関係から離れて、研究者の環状島における役割について考えてきた。ここで想定されている研究者とは、非当事者である。けれども研究者が非当事者であるとなぜ言えるのか。環状島は、語れないトラウマを語ろうとすることの矛盾と〈内海〉の存在を指摘してきた。それを適用するならば、一見客観的でインパーソナルな研究が、大きなトラウマを抱える「かくれ当事者」、パッシングする研究者によって行なわれているかもしれないことも、当然想定しておく必要がある。

パッシングとは、マイノリティの人がそのことを隠して差別や不利な状況から逃れ、マジョリティのふりをして生きることを主に意味する。たとえばゲイの人がストレートのふりをして、結婚したり、家庭を営んだり、社会人として「まっとう」であることを証明することで、職業生活にも成功しながら生きていく、というようなことである。

当事者研究の意義を私は高く評価しているし、自分自身が一種の当事者研究者でもあるように思う。けれども、当事者研究という括り方には限界もある。それは、当事者であると名乗る（カムアウトする）ことが前提となっており、そのためには自分が当事者であることを受け入れ、引き受け、できれば愛することまで必要になるからだ。人種や民族、階級、性別、障害などにおける差別的価値観の集団的な捉え直しが行なわれた場合、それは当事者研究に向けての大きなステップになるし、外見から明らかであったり、何らかの形で表にさらけ出されて（アウティング）、すでに公的にスティグマをはられてしまっている場合も、「開き直り」の契機が生まれる。ただ、一般論としては、その人の抱えるトラウマが個別散発的なものであり深いものであればあるほど、当事者として名乗ることには困難が伴う。パッシングは、社会の差別的価値観を肯定し、マジョリティに与えられる恩恵を享受しており、卑怯なことというニュアンスがつきまとう。けれども人はみなさまざまな事情を抱えて生きている。カムアウトしない・できない事情は山のようにある。他人に説明できる事情などたいした事情ではないとさえ言えるかもしれない。悩み、恥、傷つき、失敗、後悔、自分や親しい人の病いや犯罪行為や不祥事……。精神科臨床をしていると、そういった「何十年もたってはじめて人に打ち明ける」ような秘密を聞かされることが多いが、それでもクライアントたちが私に語ることもまた、その人の人生のごくわずかに過ぎない。そういう意味では、ほとんどの人がパッシングをして生きていると考えたほうが理屈に合う。

だから「かくれ当事者研究」をしている人もいるだろう。自分のトラウマに直接取り組むのではなく、関連したテーマを選んで「ずらし当事者研究」をしている人もいるかもしれない。そもそも、自然科学のように、研究者自身について記述する余地のまったくない学問領域も多いし、研究者自身について記述する慣習がなく、客観的書き方しか今も受け入れない学問領域も少なくないだろう。

研究者自身、何に突き動かされて研究をしているのかわからないかもしれない。中立的で冷静で距離を置いた書き方をする研究者の心の奥に、一種の情熱やパトスがないと誰がいえるだろう。自分の中にある一部圧倒性、一部了解不能性をなんとか操作し、なだめながら研究しているのかもしれない。そのパトスや一部圧倒性は、注意深い読者なら、もしくは「かくれ同類」なら暗号解読できるのかもしれないし、どうやっても不可能なものかもしれない。伝記的事実を知って、ようやくそういう「深読み」が可能になることもあるかもしれないし、その「深読み」が見当はずれのことも多いかもしれない。フーコーしかり、マルティン・ハイデガーしかり、ヴァージニア・ウルフしかりである。

DVの例にまた戻るが、DV防止法の制定にはさまざまな専門家が関わった。被害当事者がＤＶ問題の専門家として、政府の委員会のメンバーとなったことは画期的だった。けれども従来の意味での専門家や、官僚組織や関連機関の担当者として関わった人の中にも、自身が被害者であったり、両親やきょうだい、身近な友人がＤＶ被害者であったりする人は少なくなかったはずである（そもそもＤＶの被害率は既婚女性の三分の一、命の危険を伴うような身体的暴力に限っても五パーセントと、内閣府調査によればかなり高い）。そのことを意識していた人も、そうでなかった人もいただろう。意識しても誰にも語らなかった人も、ごく身近な人にだけ語った人もいただろう。法制化のプロセスに関わる中で、親のＤＶの記憶が甦ってきた人や、その影響が今の自分にもあることに気づいた人もいるかもしれない。法制化までのプロセスの記録に残る文書の中から、その人たちの当事者性を明示的に見いだすことはほとんど不可能に違いないが、それらの関わりが、士気の高さにつながり、法律制定実現の原動力の一つになっていた可能性は高いだろう。当事者であることを口外するかしないかはここでは大事ではない。

「生命学」を提唱する森岡は、「自分を棚上げにしない」姿勢を重視する。けれども同時に、それを他人の批判に、特に人々の面前では使わないことが重要であるという。また、「私語り」は生命学の重要な手法だが必須ではなく、慎重な配慮が必要であることを指摘している（森岡正博「生命学とは何か」『現代文明学研究』第八号（二〇〇七）447–486. http://www.

kinokopress.com/civil/0802.htm)。彼があえてそういったことを書いたのは、学問上の礼儀作法という意味ではなく、人間の多面性や複雑さ、誰も皆うかがい知れぬ側面、他人が簡単に触れるべきではない部分をもっていることへの理解と敬意を示したいためであるように思う。

最後に

環状島は、本来語ることができないはずのトラウマを語ろうとするとき、どのようなことが起きるのか、という問いから生まれた。現象の複雑さとその中にあるいくつかの法則性を示し、よくある誤解を解くという効用はあったと思うが、解決策を呈示できたわけではない。むしろ、いかに齟齬やトラブルが起きやすく、解決が困難な構造になっているのかを認識するためのものであったといってもいいかもしれない。

環状島は、トラウマ経験のもつ重みや逃れられなさについても描こうとした。人間はある程度経験に縛られて存在するしかないが、それは「経験をしなければ何も分かるはずがない」といった百パーセントの経験主義ではない。環状島は、声の出せない人、抹殺された人を想像しようとする。トラウマについて発話できる人は、発話できているのだからたいした傷を負っていない、ということが言いたいのではない。カムアウトできるくらいならたいした差別ではないと言いたいのでもない。

声を出さない当事者はどこにいるかわからない。見えないもの、知らないことに想像を働かせるとき、そこには補助線が必要になる。さもなければ想像自体が、見えないものに対する暴力となりうる。〈内海〉を想像するためには、声の出せる人や、その証言から補助線をひくことができる。

そういう意味では、すべての証言は代弁で（も）ある。つまり、証言は証言そのものとして尊重され深く受けとめられるべきであるとともに、より内側にいる犠牲者の代弁としても理解され深く受けとめられるべきである。声をあげつづける人たちへの敬意と、声をあげられない人たちへの想像は両立するはずである。

アボリジニーは真実をドリーミングによって感じ取るが、ドリーミングとは欠けた月の静かにゆらめく暗い部分を見ることに譬えられるという（ミンデル、前掲書）。発話する当事者に敬意を払うとともに、その内側につねに影が存在すること、感受されるべき沈黙が存在することを想像してみたい。発話そのものに敬意を払うとともに、それでも語られずにいること、表現されえない何かが存在することを想像してみたい。そういった受けとめ方や聞き方、たたずまい方を体得していきたい。

このことさえ確認できれば、もはや当事者であるかそうでないかの区別など、どうでもいいことと言えるのかもしれない。さらに引き延ばすならば、当事者からいちばん遠い人を想像すること、いちばん遠い人を悼み、愛し、つながろうとすることが、逆説的に、〈内海〉にいちばん近く深く寄り添うことになるのかもしれない。

あとがき

この七、八年あまり、頭の中で漠然と思いめぐらせてきたことが、まとまった言葉となって嬉しい。まだ書き足りないことがたくさんある気もするが、どうしても書いておきたいことは書き記せたように思う。私の頭の中のイメージがどこまで言語を介して伝達できているかはわからないが、読者の方々がそれぞれ、何かを感じ取り、補助線を引き延ばし、イメージを広げていってもらえると嬉しいなと思う。

本書は、二〇〇五年冬から二年近くかけて月刊『みすず』に隔月連載した文章を加筆修正したものである。最初は六回程度の予定だったのが、書いているうちにどんどん水脈が広がっていった感じがする。

私は時々、自分の脳が自分にとって「他者」であるように感じることがある。特にこの文章を書いていた過程では、「自分はこんなことを考えていたのか」とか「あのとき、あの本に妙に引きつけられたのはこういう理由からだったのか」と、自分で驚くことが少なくなかった。毎回、締め切り近くになって（というか実際には締め切りを過ぎて）、苦し紛れに絞り出した言葉や、ふと浮かんでくる言葉に、自分自身が勇気づけられたりするということもあった。

おそらく私の脳にさまざまな形——出会いや書物や夢やフィクションや——で住みついた人たちが、中で成長を続け、刺激を与えつづけ、私の身体をとおして、キーボードを打つ手をとおして、伝えたいことを伝えようとしてくれたのかもしれない。

これほど引用文献のリストに節操がない本もめずらしいかもしれない。コラージュ。チャンプルー。それでいいと思う。自分の中に他の人たちが生きていることの豊かさ。その人たちが不思議な交流を始めることのおもしろさ。自分が交流の媒体となることの喜び……。たしか“site of citation”という言葉がジュディス・バトラーの著作の中にある。引用の集まる場所。論文も、書物も、人間も、身体も site of citation となる。そこは、あらゆる意味での知と知の権力が渦巻き、しのぎを削る場でもある。学術的でない文献も多いが、本文を読んでいただいたならその理由はきっとわかってもらえるだろう。けれども、私はアカデミズムに絶望しているわけではない。知の力を信じ、学術的探求がもつ可能性への希望をこめた「学問学」としても、本書の内容を今後発展していけたらと思う。

個人的には、自分の中の理系の頭と文系の頭、両方を使えたことが喜びだった。環状島は、断面図や俯瞰図で示したように、数学的なグラフや原爆被害の地図を元にしている。同時に、詩的な表現を文章にとりこんでもいる。物理的な存在・距離やマテリアルな現実と、メタフォリカルな思考およびそこから生まれてくる想像的イメージを行き来しながら、環状島を浮かび上がらせていく作業に、私の右脳も左脳も喜んでいた気がする。

それでも正直なところ、書きつづけるのは苦しかった。連載に取り組んでいた時期は、自分の中の強さと弱さ、おだやかさと激しさ、臆病さと勇気、傲慢さと謙虚さ、身勝手さと誠実さ、絶望と希望といったものについて、自問自答を繰り返す時期でもあった。ただ、書くという作業がなければ、もっと苦しかっただろうとも思う。

いつものことながら、本書の執筆と出版にあたっては、たくさんの友人や同僚、そして家族からの支援や協力、励ましを受けた。学生からもさまざまな刺激を受けたし、臨床で出会ったクライアントの方々からは勇気と知慧を授かった。一人一人の名前を挙げることは差し控えておくが、心からの感謝をささげたい。ほんとうに、どうも、ありがとうございました。

前著『トラウマの医療人類学』に引きつづき、連載および本書の編集にあたってくださったみすず書房の守田省吾さんには、格別の感謝をささげたい。

最後に、本書は平成十六―十九年度日本学術振興会科学研究費補助金助成（基盤研究B2『「外傷性精神障害」からみたトラウマとジェンダーの相互的影響』課題番号16310171 代表者 宮地尚子）による研究成果の一部でもある。記して感謝します。

世界中どこにもつながっている青空と飛行機雲を見上げながら。

二〇〇七年　深秋のニューイングランドにて

宮地　尚子

参考文献

本書でとりあげた文献などを五十音順・アルファベット順に整理しました

ハナ・アーレント／大久保和郎・大島かおり訳『全体主義の起原3　全体主義』みすず書房、一九八一

グロリア・アンサルドゥーア／管啓次郎訳「野生の舌を飼い馴らすには」、今福龍太・沼野充義・四方田犬彦編『旅のはざま　世界文学のフロンティア1』所収、岩波書店、一九九六

クロード・イーザリー、ギュンター・アンデルス／篠原正瑛訳『ヒロシマわが罪と罰——原爆パイロットの苦悩の手紙』ちくま文庫、一九八七

今福龍太「メディアと世界同時性——衛星的暴力の彼方へ」http://www.cafecreole.net/WTC/AfterWTC-4.html

ベセル・A・ヴァン・デア・コルク他編／西澤哲監訳『トラウマティック・ストレス——PTSDおよびトラウマ反応の臨床と研究のすべて』誠信書房、二〇〇一

上野千鶴子「脱アイデンティティの戦略」、上野千鶴子編『脱アイデンティティ』所収、勁草書房、二〇〇五

上野千鶴子「脱アイデンティティの理論」、上野千鶴子編『脱アイデンティティ』所収、勁草書

房、二〇〇五
上野千鶴子「複合差別論」、岩波講座現代社会学15巻『差別と共生の社会学』所収、一九九六
上野俊哉「チョムスキー、知識人の十字路」、ノーム・チョムスキー／清水知子・浅見克彦・野々村文宏訳『知識人の責任』所収、青弓社、二〇〇六
鵜飼哲・高橋哲哉編『『ショアー』の衝撃』未來社、一九九五
浦河べてるの家『べてるの家の「当事者研究」』医学書院、二〇〇五
B・エーレンライク、D・イングリシュ／長瀬久子訳『魔女・産婆・看護婦――女性医療家の歴史』法政大学出版局、一九九六
岡真理『彼女の「正しい」名前とは何か』青土社、二〇〇〇
春日キスヨ『父子家庭を生きる――男と親の間』勁草書房、一九八九
リチャード・B・ガートナー／宮地尚子ほか訳『少年への性的虐待――男性被害者の心的外傷と精神分析治療』作品社、二〇〇五
金石範・金時鐘『なぜ書きつづけてきたか・なぜ沈黙してきたか――済州島四・三事件の記憶と文学』平凡社、二〇〇一
ポール・ギルロイ／上野俊哉・鈴木慎一郎・毛利嘉孝訳『ブラック・アトランティック――近代性と二重意識』月曜社、二〇〇六
エドゥアール・グリッサン／管啓次郎訳『〈関係〉の詩学』インスクリプト、二〇〇〇
デーヴ・グロスマン／安原和見訳『戦争における「人殺し」の心理学』ちくま学芸文庫、二〇〇

四
甲野乙子『悔やむことも恥じることもなく――京大・矢野教授事件の告発』解放出版社、二〇〇一
こぺる編集部編『「同和はこわい考」を読む』阿吽社、一九八八
マリーズ・コンデ／風呂本惇子・西井のぶ子訳『わたしはティチューバ――セイラムの黒人魔女』新水社、一九九八
鷺沢萠『ケナリも花、サクラも花』新潮文庫、一九九七
職場での性的いやがらせと闘う裁判を支援する会編『職場の「常識」が変わる――福岡セクシュアル・ハラスメント裁判』インパクト出版会、一九九二
白川美也子「歴史とトラウマと解離」、森茂起編『埋葬と亡霊――トラウマ概念の再吟味』人文書院、二〇〇五
鈴城雅文『原爆＝写真論――「網膜の戦争」をめぐって』窓社、二〇〇五
B・H・スタム編／小西聖子・金田ユリ子訳『二次的外傷性ストレス――臨床家、研究者、教育者のためのセルフケアの問題』誠信書房、二〇〇三
G・C・スピヴァク／上村忠男訳『サバルタンは語ることができるか』みすず書房、一九九八
性暴力を許さない女の会編『サバイバーズ・ハンドブック――性暴力被害回復への手がかり』新水社、二〇〇二
イヴ・K・セジウィック／上原早苗・亀沢美由紀訳『男同士の絆――イギリス文学とホモソーシ

ャルな欲望』名古屋大学出版会、二〇〇一
イブ・K・セジウィック／外岡尚美訳『クローゼットの認識論――セクシュアリティの20世紀』青土社、一九九九
千田有紀「アイデンティティとポジショナリティ」、上野千鶴子編『脱アイデンティティ』所収、勁草書房、二〇〇五
ノーム・チョムスキー／清水知子・浅見克彦・野々村文宏訳『知識人の責任』青弓社、二〇〇六
鄭暎惠「アイデンティティを超えて」、岩波講座現代社会学15巻『差別と共生の社会学』所収、一九九六、または鄭暎惠『〈民が代〉斉唱』所収、岩波書店、二〇〇三
鄭暎惠「言語化されずに身体化された記憶と、複合的アイデンティティ」、上野千鶴子編『脱アイデンティティ』所収、勁草書房、二〇〇五
パウル・ツェラン／飯吉光夫訳『迫る光』思潮社、一九八四
飯吉光夫訳編『パウル・ツェラン詩集』思潮社、一九八四
津田敏秀『医学者は公害事件で何をしてきたのか』岩波書店、二〇〇四
冨山一郎『暴力の予感――伊波普猷における危機の問題』岩波書店、二〇〇二
中井久夫『こんなとき私はどうしてきたか』医学書院、二〇〇七
中井久夫「いじめの政治学」『アリアドネからの糸』所収、みすず書房、一九九七
中沢新一『芸術人類学』みすず書房、二〇〇六
中西正司・上野千鶴子『当事者主権』岩波新書、二〇〇三

ジュディス・ハーマン／中井久夫訳『心的外傷と回復　増補版』みすず書房、一九九九

晴野まゆみ『さらば、原告A子——福岡セクシュアル・ハラスメント裁判手記』海鳥社、二〇〇一

平田由美「非・決定のアイデンティティ」、上野千鶴子編『脱アイデンティティ』所収、勁草書房、二〇〇五

藤原章生『絵はがきにされた少年』集英社、二〇〇五

ピエール・ブルデュー／石崎晴己・東松秀雄訳『ホモ・アカデミクス』藤原書店、一九九七

プリシラ・B・ヘイナー／阿部利洋訳『語りえぬ真実——真実委員会の挑戦』平凡社、二〇〇六

キャサリン・ベルシー／高桑陽子訳『文化と現実界——新たな文化理論のために』青土社、二〇〇六

スチュアート・ホール「新旧のアイデンティティ、新旧のエスニシティ」、A・D・キング編／山中弘・安藤充・保呂篤彦訳『文化とグローバル化』所収、玉川大学出版部、一九九九

増成隆士『現代の人間観と世界観——21世紀のために、基本から考えたいひとのために』東海大学出版会、一九九七

まつばらけい・大島寿美子『子宮・卵巣がんと告げられたとき』岩波アクティブ新書、二〇〇三

宮地尚子『トラウマの医療人類学』みすず書房、二〇〇五

宮地尚子「学問のクレオール」『一橋論叢』一二七（四）号、二〇〇二

宮地尚子「支配としてのDV——個的領域のありか」『現代思想』二〇〇五年十月号

宮地尚子「性暴力とPTSD」『ジュリスト』一二三七号、二〇〇三
宮地尚子「治療者のジェンダー・センシティビティ」『精神療法』三一巻二号、金剛出版、二〇〇五
アーノルド・ミンデル／藤見幸雄・青木聡訳『24時間の明晰夢――夢見と覚醒の心理学』春秋社、二〇〇一
アーノルド・ミンデル／永沢哲監修・青木聡訳『紛争の心理学――融合の炎のワーク』講談社現代新書、二〇〇一
トリン・T・ミンハ／竹村和子訳『女性・ネイティヴ・他者――ポストコロニアリズムとフェミニズム』岩波書店、一九九六
村上春樹『ねじまき鳥クロニクル』全三巻、新潮文庫、一九九七
森茂起編『埋葬と亡霊――トラウマ概念の再吟味』人文書院、二〇〇五
森岡正博「生命学とは何か」『現代文明学研究』第八号（二〇〇七）447-486.http://www.kinokopress.com/civil/0802.htm
トニ・モリスン／吉田廸子訳『ビラヴド』集英社文庫、一九九八
米山リサ「記憶の弁証法　広島」『思想』一九九六年八月号
クロード・ランズマン／高橋武智訳『SHOAH　ショアー』作品社、一九九五
白石かずこ・渡部桃子訳『アドリエンヌ・リッチ詩集』思潮社、一九九三
G・レイコフ、M・ジョンソン／計見一雄訳『肉中の哲学――肉体を具有したマインドが西洋の

思考に挑戦する』哲学書房、二〇〇四

プリーモ・レーヴィ／竹山博英訳『溺れるものと救われるもの』朝日新聞社、二〇〇〇

J.M.Davies & M.G.Frawley, *Treating the Adult Survivor of Childhood Sexual Abuse*, Basic Books 1994

Laura Davis, *I Thought We'd Never Speak Again : The Road from Estrangement to Reconciliation*, Vermilion 2002

Ignacio Martín-Baró (Adrianne Aron, Shawn Corne eds.), *Writings for a Liberation Psychology*, Harvard University Press 1994

John Read ed., *Models of Madness : Psychological, Social and Biological Approaches to Schizophrenia*, Brunner-Routledge 2004

Linda Tuhiwai Smith, *Decolonizing Methodologies : Research and Indigenous Peoples*, Zed Books 1999

R.Warshaw (1994), *I never called it rape*, New York, NY : HarperPerennial, http://www.aaets.org/arts/art13.htm

『エリン・ブロコビッチ』監督スティーヴン・ソダーバーグ、ソニー・ピクチャーズ・エンタテインメント、二〇〇〇

『SHOAH ショアー』監督クロード・ランズマン、エース ピクチャーズ＝シグロ、一九八五

『戦士の刻印』アリス・ウォーカー製作／監督プラティバ・パーマー、一九九三、日本語版、一九九六

『ライファーズ 終身刑を超えて』監督 坂上香、out of frame 製作、二〇〇四

著者略歴

（みやじ・なおこ）

一橋大学大学院社会学研究科地球社会研究専攻・教授．精神科医師．医学博士．1986年京都府立医科大学卒業．1993年同大学院修了．1989年から1992年，ハーバード大学医学部社会医学教室および法学部人権講座に客員研究員として留学．1993年より近畿大学医学部衛生学教室勤務を経て，2001年より現職．専門は文化精神医学，医療人類学，ジェンダーとセクシュアリティ．著書に『異文化を生きる』（星和書店，2002），『トラウマの医療人類学』（みすず書房，2005），『傷を愛せるか』（大月書店，2010），『震災トラウマと復興ストレス』（岩波ブックレット，2011），『トラウマ』（岩波新書，2013），『はははがうまれる』（福音館書店，2016），編著に『トラウマとジェンダー――臨床からの声』（金剛出版，2004），『性的支配と歴史――植民地主義から民族浄化まで』（大月書店，2008），『医療現場におけるDV被害者への対応ハンドブック』（明石書店，2008），共著に『文化精神医学序説』（金剛出版，2001）など．訳書にはコーエン『多重人格者の心の内側の世界』（監訳，2003），ガートナー『少年への性的虐待――男性被害者の心的外傷と精神分析治療』（共訳，2005，ともに作品社），バイヤリー『子どもが性被害をうけたとき――お母さんと，支援者のための本』（監訳，明石書店，2010）他がある．

環状島＝トラウマの地政学

2018年7月5日　新装版第1刷発行
2025年3月21日　新装版第14刷発行

著　者　宮地尚子
発行所　株式会社 みすず書房
〒113-0033 東京都文京区本郷2丁目20-7
電話 03-3814-0131(営業) 03-3815-9181(編集)
www.msz.co.jp
印刷・製本　大日本印刷株式会社

ISBN 978-4-622-08738-0
［かんじょうとうトラウマのちせいがく］

本書は、みすず書房より2007年12月19日、第1刷として発行した『環状島＝トラウマの地政学』の2014年3月10日発行、第5刷を底本としています。